ゴッドハンドが教える究極のセルフケア

鍼灸師 笠原章弘

肩こりは1分で消える！

自由国民社

はじめに――「肩こり」は、体の7か所が原因で起きていた！

この本でご紹介する**「笠原式　7つの肩こり改善エクササイズ」**は、私が普段の治療で使っている整体法を自分自身で行えるように発案した、誰でも簡単に行えるエクササイズです。

IT化が進み、パソコンだけでなく、誰でもスマートフォン（以下「スマホ」）やタブレットを使うことが当たり前の世の中になりました。

便利な世の中になった一方で、運動不足や姿勢の悪化により、肩こりで悩む人が急増しています。

肩こりは、頭痛、視力低下、腰痛、生理痛、冷えなどを引き起こします。

また、肩こりの悩みは成人だけではありません。

中高生から小学生までもが肩こりに悩む時代となりました。子どもの肩こりは成長の妨げにも繋がります。

そこで私は、それらを解消すべく、**「背骨の縦の動き、背骨の左右のしなり、首、肩《けん》甲骨《こうこつ》、骨盤、手首、足首」の7か所を動かすことにより、本来の姿勢を取り戻し、肩こりを改善するようプログラム**しています。

じつは、この肩こり改善エクササイズは、私自身の肩こりがきっかけで誕生しました。

詳しくは本文中でご紹介しますが、肩こりが辛くなると、私自身も患者として鍼灸やマッサージに通っていました。

ある日、朝から鼻と喉の調子がおかしく、肩こりもいつもより辛く感じていました。薬をもらいに病院に行こうかと思いましたが、朝一の予約があったため、終わってから行くことにしました。

施術が終わると、「あれ？　詰まっていた鼻が通ってる？」と思うと同時に、肩が軽くなっていることにも気がつきました。
患者さんを治すために行っている治療が、じつは自分自身にとっても良い結果をもたらしていたのです。

治療家は人を治すため、自分の身体を酷使し、自分自身の身体を壊す人も少なくありません。人を治療しながらも自分自身が健康になることを理想としていた私にとって、奇跡の発見でした。

このときの発見を元に、「自分でできる整体法」を何年も研究してきました。
この本で、皆様に、その技をご紹介いたします。
肩こりで悩む人を救いたい。
肩こりからくるさまざまな症状があることを知ってもらいたい。
そして、肩こりを未然に防ぎ、真の健康を手に入れてほしいのです。

肩こりはたいていの場合、仕事や学校を休むほどではありませんが、あまりにひどければ頭痛や吐き気を引き起こす場合もあります。

ある日、私の治療院に頭痛で悩む女性（高畑さん・仮名・40代）がやってきました。高畑さんの主訴《しゅそ》（本人が一番辛い痛み）は頭痛でしたが、慢性的な肩こりもあり、首、肩、肩甲骨まわりはパンパンに張っており、頭痛を治すためにはまず肩こりをほぐす必要がありました。

鍼と整体で緊張をほぐし、頭痛もだいぶ和らぎました。

ですが、1回で完治するはずもなく、このままではまた同じことの繰り返しになるため、しばらくは通うことをお勧めしたいところでした。

しかし、高畑さんは大阪から出張で東京に来ていたため、定期的に通うことはできません。そこで私は大阪に帰る前にもう一度来ていただき、今回ご紹介するエクササイズを毎日1分間やるようお伝えしました。

数か月したある日、出張で東京に来た高畑さんは再び治療院にやってきました。

エクササイズは毎日続けているようで、肩こりは多少感じるものの、だいぶ軽くなり、あれ以来頭痛がすることはなくなったそうです。

この本を読めば、**誰でも簡単に、1分間のエクササイズで、肩こりの改善が期待できます。**

試して改善、続けて予防。

ぜひ、生活習慣に取り入れてください。

誰もが、「できることなら病気をしたくない。そして、死ぬまで健康でいたい」と思っているはずです。

「笠原式　7つの肩こり改善エクササイズ」を、今日から実践してみましょう。

目次

第1章 女性の身体の悩みの1位が「肩こり」だった！

第2章
「酸素不足」が肩こりを引き起こしていた！

第3章　1分で消える！ 7つの肩こり改善エクササイズ

第4章 「生活習慣」を見直せば、肩こりは消える

第5章 肩こりが消えると人生が好転する

第1章

女性の身体の悩みの1位が「肩こり」だった！

「肩こり」は、悪化すると重大な病気を引き起こす！

日本は、世界でも有数の「肩こり大国」です。

厚労省の統計によると、男性の身体の悩みは第1位が腰痛、第2位が肩こり、女性は第1位が肩こり、第2位が腰痛です。

そして、女性のじつに7〜8割が肩こりであるとも言われています。

また最近はパソコンだけでなく、スマホやタブレットの普及により、肩こりの若年化も進んでいます。

さらに、新型コロナウイルスの影響で、テレワーク（在宅勤務）を取り入れる企業が増え、知らず知らずのうちに、デスクワークの時間が増えていると聞きます。

そうした環境の中で、男性のお悩み第1位は腰痛ですが、じつは腰痛を訴えている**人の中には、肩こりが原因で腰痛を引き起こしている場合もあります。**でも、ほとんどの方が肩こりがあるにもかかわらず、肩こりに気づいていません。

肩こりは肩が辛いだけでなく、**頭痛、眼精疲労、耳や鼻の不調、**歯痛、腰痛、**内臓機能低下、生理痛、冷え**などを引き起こし、放っておけばやがて、**くも膜下出血、脳梗塞、心筋梗塞**など、重大な病気を引き起こす可能性もあるのです。

そういう状況の中で、これだけ多くの方が肩こりでお悩みということは深刻な問題であり、早期に改善していく必要があります。

たかが肩こり、されど肩こり。

肩こりを改善して健康習慣を身につけましょう。

「痛いのが肩こり」って思っていませんか？

肩こりとは、字のごとく、「**肩**」の「**こり**」です。

「**こり**」とは、一般的に筋肉が硬くなった状態を指しますが、筋肉の硬さと痛みは必ずしも一致しません。

理髪店や美容室で肩を揉んでもらい、「お客さん、こってますね！」と言われても、自分では自覚がない方もいらっしゃいます。

逆に柔らかくても肩こりを感じている方もいます。柔らかいのに肩こりが辛い方は表面ではなく、深部にこりがあります。

「硬い＝肩こり」というわけではありません。触れて痛い、または気持ちいいと感じるのであれば、それは隠れ肩こりです。

よく、痛いのがこっていて、気持ちいいのはこっていないと思っている方がいますが、本当にこっていなければ痛くも気持ち良くもなく、触られても「何してるの？」という感じで何も感じません。


では、肩こりの「**肩**」とは、どこのことを指しているのでしょうか？

多くの方は首と腕のつけ根の間を指して肩と呼んでいますが、人によっては腕の一番上を肩と呼び、痛みを訴える場所は首であったり、肩甲骨付近であったり、ときには鎖骨付近であったりします。


肩こりを訴える人は、じつは肩より首のほうがこっているケースも少なくありません。

首と肩は「僧帽筋《そうぼうきん》」という筋肉で繋がっているので、同じと思っている方もいますが、深層部分では別の筋肉も存在しているため、１００％同じというわけではありません。

「肩こり」の範囲は幅広い

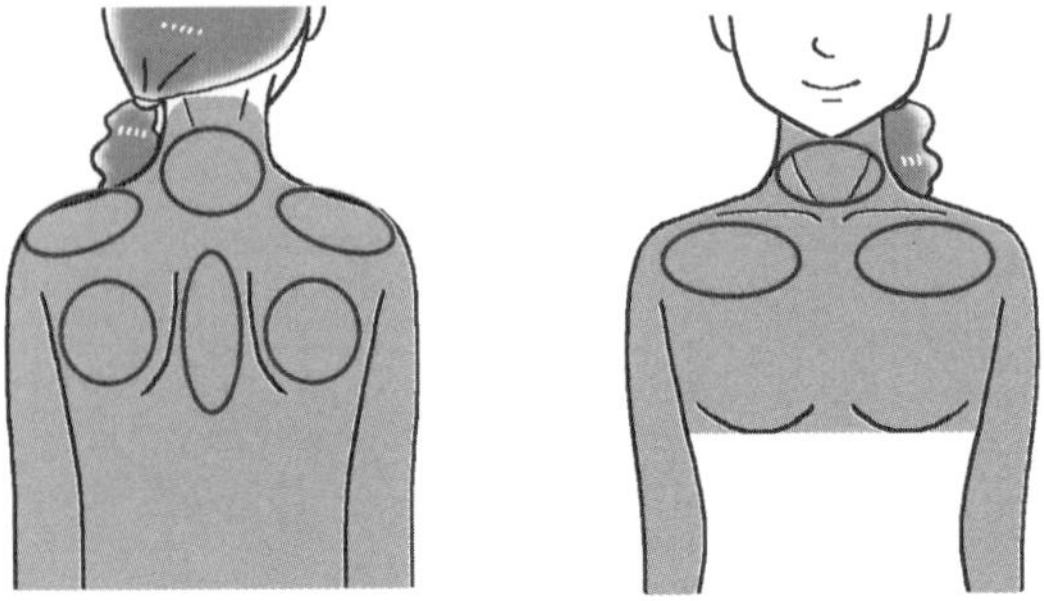

首のこりと肩こりは別物ではありますが、どこからどこまでが肩こりという決まりはありません。

上の図をごらんください。

後面では首から肩甲骨の下あたりまで、前面では首から鎖骨の下あたりまで、幅広くとらえることができます。

肩こりは「氷山の一角」。原因はさまざま潜んでいる！

肩こりに限らず、痛みというものは、ある程度のレベルになってはじめて気づくようにできているため、痛みがなくとも痛みの元は存在しています。

つまり、感じている痛みは「**氷山の一角**」なのです。

肩こりという氷山の一角の下には、**骨の歪み**、**血液不足**、**脚のむくみ**、**胃腸の不調**、**冷え**などさまざまな原因が潜んでいます。

私の治療院に腰痛でお越しになった男性（高村さん・仮名・50代）は、慢性的に腰痛はあったものの、肩こりは感じていませんでした。

いくつかの病院や治療院に行き、腰の治療をしたのですが、なかなか良くなりませ

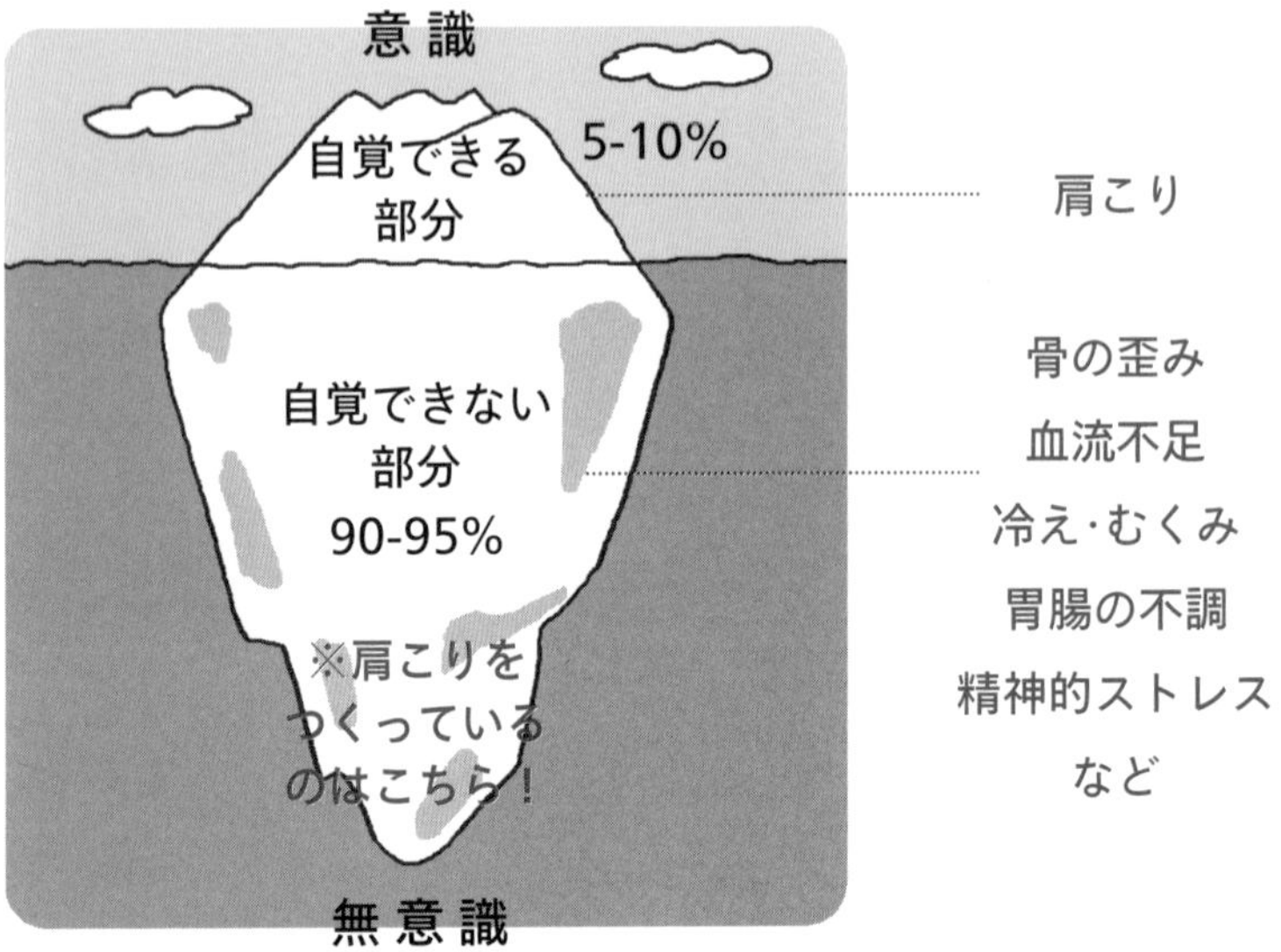

んでした。

触診すると腰はもちろん硬いのですが、肩甲骨まわりが盛り上がり、硬くなっていました。

そういう状態だったので、腰の治療はそこそこに、肩甲骨まわりを徹底的に治療したところ、腰が嘘のように軽くなり、「肩まわりがこんなにこっていたなんて！」とダブルで驚いていました。

はじめの項で、男性の身体のお悩み1位は腰痛だとお伝えしましたが、隠れ肩こりを入れたら、肩こりが1位の可能性も十分考えられます。

肩こりは、「肩」を揉んでも治らない！

肩こりが辛いと、マッサージに行かれる方も多くいると思います。しかし、そのときは楽になるけれども、すぐ元に戻ってしまうという人も多いのではないでしょうか。

確かに肩こりは、揉んでもらえば気持ちいいかもしれませんが、その場しのぎに過ぎません。

例えば、棚やテーブルの上のホコリを雑巾や布巾で拭いても、翌日にはまたホコリが溜まっているのと同じです。

ホコリを毎日掃除するように、肩こりも毎日掃除するに越したことはありません。毎日マッサージに通うことは困難ですが、セルフケアで掃除することは可能です。

前項でお話ししたように、肩こりは氷山の一角です。全身のこりを氷山、肩こりを氷山の一角に見たてたとき、肩こりである一角だけ溶かしたところで、すぐに下の部

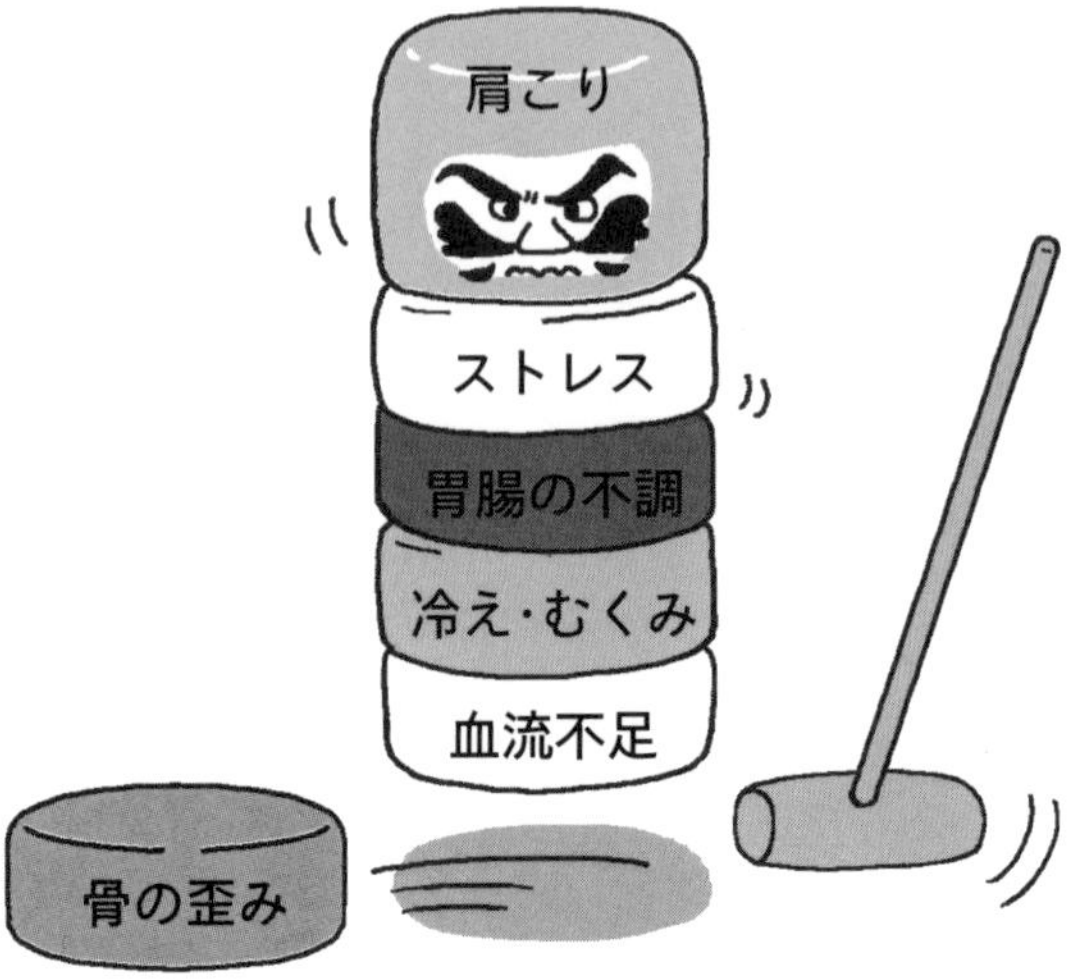

だるまを落とすには
下から順番に落としていく

分が水面上に出てきてしまいます。

つまり、**肩こりを消したければ、肩に直接アプローチするだけでなく、水面下に眠る肩こりの原因を消す必要があります。**

「だるま落とし」をイメージしてみてください。だるまを落とすためには、下から順に落としていきますよね。

それと同じように、だるまの顔を肩こりとするならば、直接肩をほぐすだけでなく、全身のこりをほぐし、原因となってい

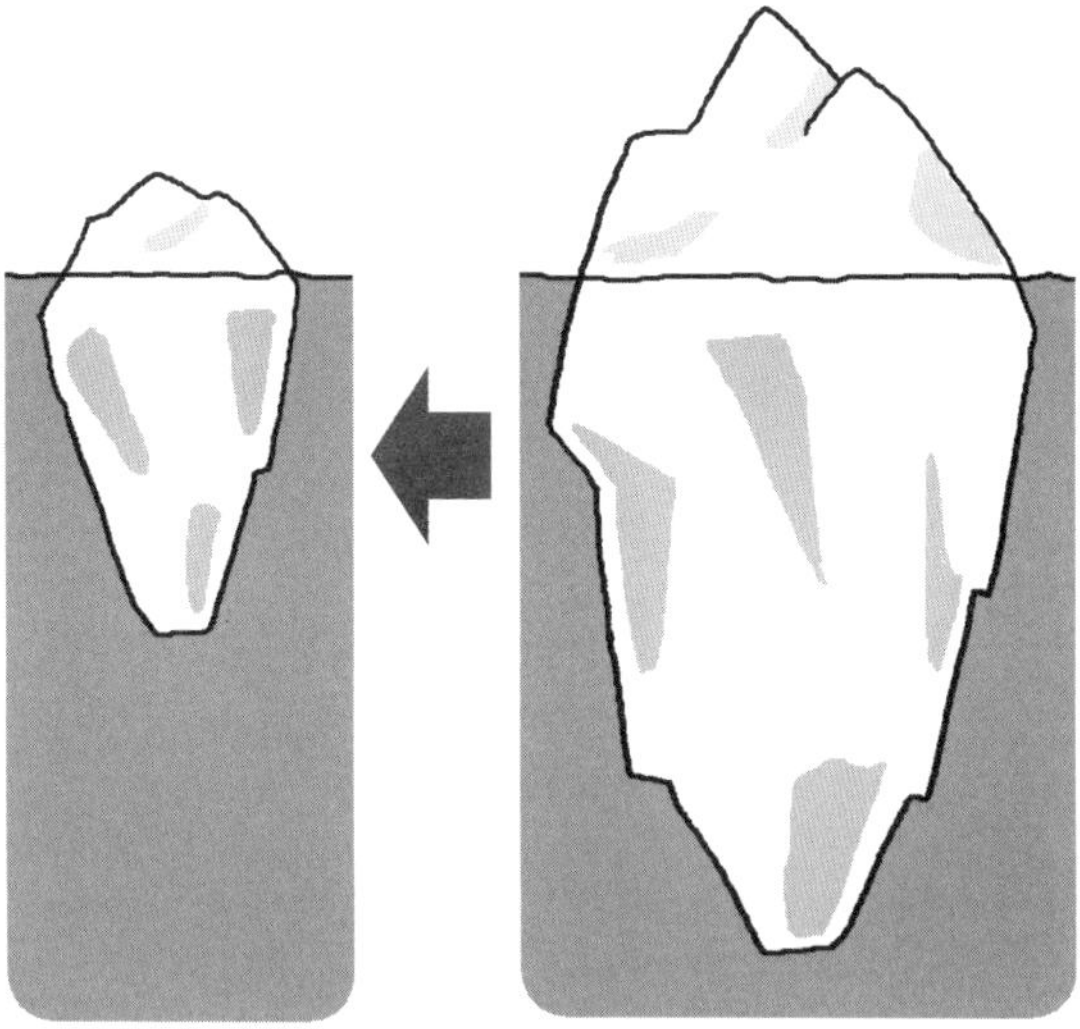

水面下の氷が溶ければ
見えている一角も消える

るものを一つひとつ解決することが必要です。

水面下の氷が溶ければ、見えている一角もおのずと消えていくのです。

この本でこれからご紹介する肩こり改善エクササイズは、肩に直接アプローチするわけではなく、原因となる水面下の不調を改善するプログラムになっています。

肩を触らずして肩こりが消えるのか？　と疑問を感じるかもしれませんが、騙されたと思ってお試しください。

肩こりで悩む小学生が増えている！

20～30年前は、小学生が「肩がこった」と言っても、「子どもが何言ってるの！」と思われるだけでした。しかし、その頃から小学生に肩こりが全くいなかったわけではありません。事実、患者さんの中には「小学生の頃からこっていました」という方も少なくありません。

そのように、当時から肩こりを持つ小学生もいましたが、現代はスマホやタブレットを子どもでも使う時代です。

さらには重いランドセルを背負ったり、塾に通ったり、さまざまな影響を受けて、小学生でも肩こりを訴える子が当たり前のようになってきました。

子どもの肩こりで心配なのが、骨の成長、視力の低下、学力の低下、運動能力の低

下、女の子の場合、初潮の遅れや生理不順への影響です。

私の治療院に猫背で悩む小学生（まみちゃん・仮名）が通っていますが、やはり肩こりの症状もあります。

治療で3か月過ぎた頃、ある異変に気がつきました。

脚が長くなっているような気がしたので、「背が伸びたよね⁉」と私が聞くと、「そうなんです！　友達に背が伸びたと言われて計ったら、なんと5センチも伸びてたんです！」と本人も驚いていました。

単に成長期だと言われればそれまでですが、身体を整えることは成長に十分関わります。肩こりをはじめとする身体の不調は、成長の妨げになると言えるのです。

整形外科や整骨院には肩こりで悩む小学生が通うことも増えてきていますが、やはり自分自身で治す力も今から身につけておく必要があります。

この本でご紹介する内容は、子どもでもできる内容になっていますので、お子さんをお持ちの方はぜひ一緒にやることをお勧めいたします。

「むち打ち」を放っておくと慢性的な肩こりになる！

肩こりを訴える患者さんの中には以前、交通事故にあったことがある方もいらっしゃいます。

事故後は特に痛みがなかったり、痛みが治ったと思っていても、何年も経ってから後遺症として現れる場合もあります。

特に梅雨の時期や台風が来る前などは気圧が下がり、血流が悪くなるため、古傷が痛みやすくなります。

これを放っておくと、年齢と共に慢性的な肩こりとして定着してしまうケースも少なくありません。痛みが消えたとしても痛みを引き起こす大元が潜んでいますので、定期的に身体のケアをする必要があります。

ある日、私の治療院に追突事故でむち打ち症になった男性（武田さん・仮名・50代）がやってきました。

施術後、腰の痛みはほとんどなくなり、首も以前より痛みが引いて、とっても身体が楽になり、事故前から痛かった膝の痛みまで改善していました。

施術後の帰り道を、何気なく歩いていると、

「あれ？　なんか変？　あ、膝が楽になったおかげで、膝をかばうことなく歩けてる！　若い頃と同じ歩き方が、できるようになった！」

と驚き、翌朝にはお通じまで良くなっていたそうです。

むち打ち症は首だけでなく、肩や腰をはじめ、身体のさまざまな部分に影響していると言えます。

多くの方が、痛みが起こってからどうにかしようとしますが、交通事故でむち打ちを起こしたということは、体内に不発弾を抱えているようなものです。

それがいつ爆発するかわかりませんので、爆発してからではなく、爆発しないよう、日頃から気をつけましょう。

増えている「ストレートネック」最大の原因とは？

肩や首の痛みで整形外科を受診すると、「**ストレートネック**」と言われる方が増えています。

首の骨は本来、湾曲していますが、この湾曲がなく、真っすぐになっている状態をストレートネックと呼びます。

ストレートネックと言われることは事実だから仕方ないとして、肩や首の痛みの原因がストレートネックだということにはいささか疑問を感じます。

なぜなら、ストレートネックだから肩や首が痛いのではなく、普段の姿勢や筋肉の緊張、つまり、肩や首のこりにより首の骨が圧迫されてストレートネックになったのであって、ストレートネックは後づけだからです。

ですから、痛みを消すためにストレートネックを治すのではなく、**肩や首の緊張を**

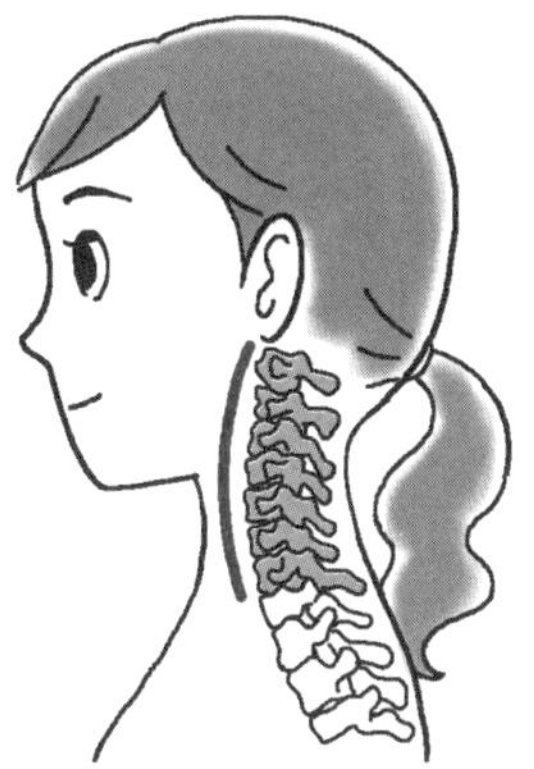

正常な首の骨

○

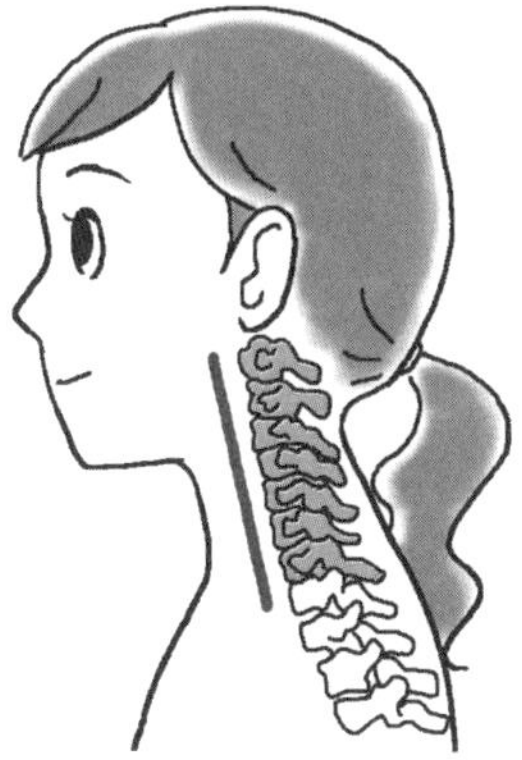

ストレートネック

×

ほぐし、正しい姿勢をとることで痛みは緩和し、結果的にストレートネックも改善していくのです。

電車に乗ると、9割の人がスマホやタブレットを見ています。この姿勢こそ、肩こり→ストレートネックを引き起こしている大きな原因の一つです。

仕事でもプライベートでも必要不可欠なスマホやタブレットですが、使い方を見直し、使う時間や姿勢を改めることも肩こり改善の近道です。

肩こりで悩んだら、早めのケアが大事

会社にお勤めの方のほとんどは、デスクワークをしています。

事務職の方はもちろんのこと、営業やサービス業の方も企画書や報告書を作成する

など、パソコンを使う時代です。

ですから、ほとんどの方が肩こりに悩んでいると言っても過言ではありません。

デスクワークでの長時間の座り姿勢、目の酷使、キーボードやマウスを使用する手と、当然ながら頭を使い、さらには会社内や取引先との人間関係、通勤時のラッシュなども加わると相当なストレスであり、これで肩こりにならないほうが不思議です。

冬場は外の寒さ、夏場はエアコンによる寒さも加わり、多くの方が肩こりで悩んでいます。

治療家である私も、日報や経理、チラシやホームページ、ニュースレターなどの作成のため、パソコンを使います。

よく、「ずっと人のことを治療していたら疲れますよね?」「私なんて家族を5分もマッサージしていたら指が痛くなります」などと言われますが、私としては治療することより、パソコンの事務作業のほうがよっぽど疲れます。ですから、毎日満員電車に揺られ、一日デスクワークをしている方を尊敬します。

私の治療院に来る方々のお悩みは、やはり肩こりがほとんどですが、それだけでなく、頭痛や腰痛、眼精疲労、便秘、生理痛、足のむくみ、冷え性など、さまざまな症状を併発している方がほとんどです。

「肩こりくらいで仕事を休めない！」と、我慢しながら働いていますが、肩こりを我慢している時点で集中力を欠き、仕事の効率は落ちますし、併発している症状が悪化すれば病気にもつながります。

早い段階でしっかりケアすることが大切です。

整形外科では、原因がわかっても投薬か手術しかない

どこかに痛みがあり、整形外科を受診した経験がある方もいらっしゃると思います。

痛みの原因は大きく分けて骨、筋肉、神経、内臓、精神のいずれかです。

しかし、原因がわかったとしても、できることは痛み止めなどの内服薬、湿布や塗り薬の外用薬、痛み止めの注射、それでも良くならなければ手術するしか方法はありません。

手術をして確実に良くなればいいのですが、それでも良くならないケースも多々あるのが現実です。

医師から、手術するしかないと言われれば、手術を受け入れるか、あるいは痛みとうまくつき合っていくしかないと思うかもしれませんが、決してそんなことはありません。手術しかないというのは西洋医学での範疇であり、**鍼灸や漢方の東洋医学、整体やカイロプラクティックなどの民間療法で良くなる可能性は十分あり得ます。**

事実、私の院や同業の先生のところで、整形外科で手術しかないと言われた痛みを改善した症例はたくさんあります。

肩こりで手術ということはありませんが、肩こりが首からきている場合、その首に頸椎《けいつい》ヘルニアがあれば手術を勧められることもあります。

ですが、手術をしなくとも鍼灸や整体などで改善することもありますので、整形外科だけでなく、信用のおける鍼灸院や整体院で一度ご相談されることをお勧めいたします。

整形外科では、原因がわからないと「骨と骨の間が狭い」と言う

整形外科で受診した際、骨にも筋肉にも特に異常がないときによく言われるのが、「○番と○番の間が狭い」という診断。

確かに骨と骨の間が狭くなり、神経が圧迫されれば、痛みの原因になることはあります。しかし、二足歩行で上から重力のかかる人間の骨と骨が狭くなるのはある意味当たり前であり、その狭さが痛みの直接的原因になっているのか、それとも当たり前

のレベルなのかは見極める必要があります。

私自身、20歳の頃、ギックリ腰になり、整形外科を受診した際、レントゲンの結果、「特に異常はないが、強いて言えば、○番と○番の間が狭いかなぁ～」と言われました。まだ治療業界に入る前の素人でしたが、苦し紛れに言っている診断だと感じたことを今でも鮮明に覚えています。

このような話をすると整形外科を否定しているように聞こえるかもしれませんが、決してそういうことではありません。

痛みの原因が骨なのか、それとも筋肉や神経なのか見極めるためには、やはり整形外科の受診は必要です。そうした診断を受けたうえで、東洋医学も含めた適切な治療を受けることが必須です。

一番大事な「首」が、ぞんざいに扱われている！

首はとても細い部位であるにもかかわらず、重い頭を支えながら、血管や神経を通し、頭と身体をつなぐ大切な役割を担っています。**首の骨が歪んだり、筋肉が緊張したりすれば、血管や神経が圧迫され、首だけでなく、全身の不調の原因となります**。

ですから、どんな病気や症状であれ、首の骨や筋肉に異常がないか、状態を調べる必要があります。

首の筋肉は肩へと繋がっています。首こり・肩こりがある場合は、単に首・肩が辛いだけでなく、放っておくとさまざまな病気や症状へ発展していきますので、早い段階で改善しておく必要があります。

首は、そんな一番大事な存在であるにもかかわらず、私達は首に大きな負担をかけています。頭の重さは体重の１／10ほど、つまり60kgの体重なら６kgもの重さがあり、それを細い首で支えています。

それだけでも十分の負担ですが、さらに昨今はスマホやタブレットの普及により、下を向く機会が増え、今まで以上に首に負担をかけています。

電車に乗りまわりを見渡すと、じつに９割の方がスマホまたはタブレットを見ています。

おそらく電車だけでなく、家や会社、カフェなどでも、そうした光景を見る機会は多いことでしょう。スマホの操作をすることは、首を下に向けるだけでなく、目や手の疲れも引き起こし、それらも首に影響します。

さまざまな情報収集、連絡手段、ＳＮＳ、ゲーム、動画など、スマホは生活の一部としてなくてはならないツールかもしれませんが、それが元で身体を壊しては意味がありません。

街中を歩いている人を観察していると、**首が前に出ている人**が多くいます。**ストレートネックや猫背となり、骨が変形してしまっている**のです。

パソコンやスマホ、タブレットを見る姿勢、運動不足による筋力の低下などが原因です。

一般的に良いとされる姿勢は、見た目はキレイですが、背中の筋肉はある程度緊張状態を保つ必要があるので疲れます。疲れてくると、疲れから逃れようと無意識に緊張を緩めることで、背中は丸まり、首が前に出てきます。

そうすると筋肉の緊張は緩みますが、まわりの血管や神経が圧迫されて流れが悪くなり、肩こりをはじめとするさまざまな症状を引き起こします。もちろん急になるわけではなく、日頃の積み重ねで起きます。

良い姿勢を保つためには背中の筋肉が必要です。だからといって、筋トレをしなさいというわけではありません。

日頃から良い姿勢を意識できれば、おのずと筋肉はついてきます。

もう少し、身体のことを考え、首や肩の負担を減らしてみてはいかがでしょうか。

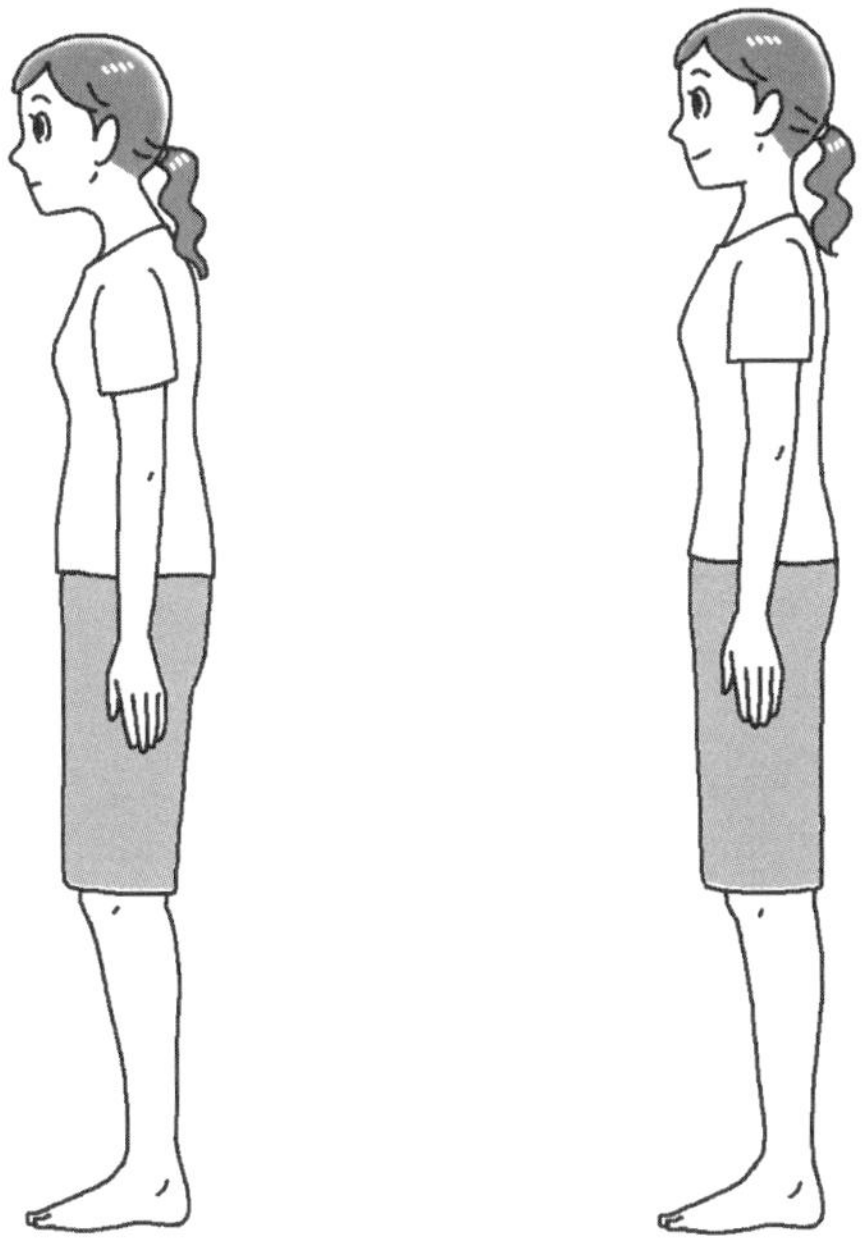

首が前に出ている姿勢　×

正常な姿勢　○

「こり」とは、筋肉の余計な緊張です。筋肉は本来、通常は柔らかく、必要なときにグッと力が入るのが望ましい状態です。

伸びたり縮んだり、ゴムのような存在ですが、こった筋肉は劣化したゴムのような状態です。劣化したゴムを無理に引っ張れば切れてしまいます。

身体がこると痛いのは、筋肉が本来伸びるはずの位置まで伸びず、無理に引っ張るためです。

風船に例えるならば、適度に空気の入った状態が正常な筋肉、空気の減った状態が弱った筋肉、空気が入りすぎパンパンな状態がこった筋肉です。パンパンな状態に刺激を加えると風船が破裂するように、パンパンな筋肉は肉ばなれや筋断裂、ギックリ腰、寝違えなどを引き起こします。

この本でご紹介するエクササイズは、骨を正しい位置に戻し、筋肉の余計な緊張をほぐすようにプログラムされています。

ぜひ肩こりを解消して、正しい骨と筋肉を手に入れてください。

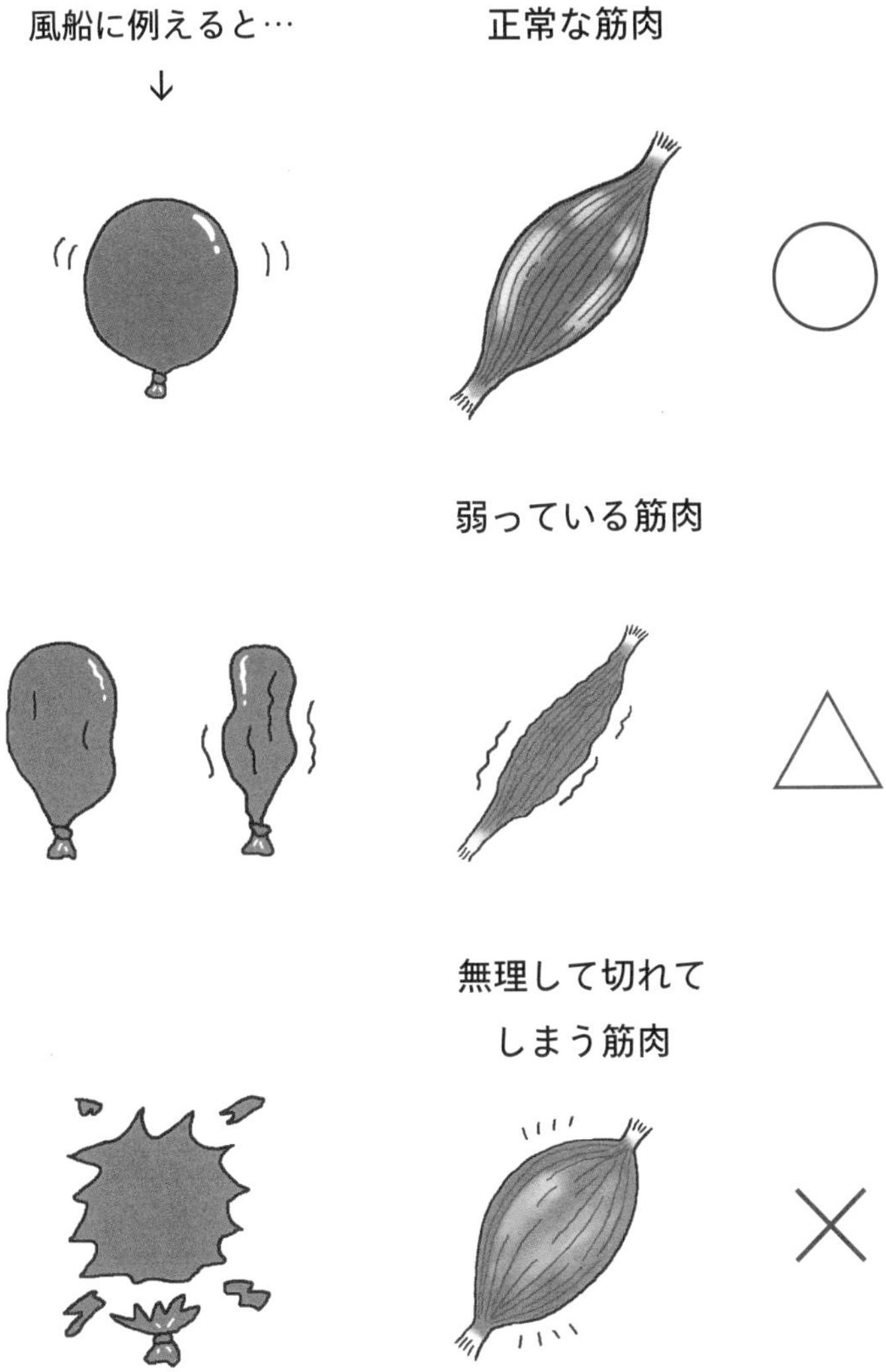
風船に例えると…
↓
正常な筋肉
○
弱っている筋肉
△
無理して切れて
しまう筋肉
×

コラム

カイロプラクティック

カイロプラクティックと聞くと、ボキボキするイメージを持つ方も多くいると思いますが、ボキボキするのはあくまで結果論であり、本来の目的は「血流の改善」です。

カイロプラクティックでは、血流の乱れは骨の歪みによる血管の圧迫と考え、骨を矯正します。ボキボキと音がするのは骨の音ではなく、関節中の液体に含まれる空気がつぶれる音だと言われています。

カイロプラクティックではさまざまな骨や関節を矯正しますが、中でも一番重要視されているのが「首」です。首の歪みが全身に影響すると考えられているのです。


カイロプラクティックはアメリカでは国家資格であり、カイロプラクティックの大学を出ないと資格は取れません。

一方、日本では国家資格ではなく、民間療法の一つです。

日本でカイロプラクティックを受ける際は、その施術者が信頼できるか見極める必要があります。

「カイロプラクティックにより、かえって身体を痛めてしまった」という苦情が消費者センターに寄せられています。

技術や知識、経験が豊富な実力者もたくさんいますが、その逆もしかりです。カイロプラクティックを受ける際は、十分お気をつけください。

第2章

「酸素不足」が肩こりを引き起こしていた！

「酸素不足」が、肩こりを引き起こす一番の原因！

「すべての病気の原因は、酸素不足である」と言ったのは、野口英世博士です。

酸素は、生きていくうえで必要不可欠なことは言うまでもありません。

栄養源となる食事も、1か月くらい食べなくとも生きていけます。身体の60％を占める水が飲めなくても、1〜2日はなんとか生き延びることができます。

しかし、呼吸を止められるのは1分から、せいぜい数分です。15分も止めてしまえば心肺停止となり死に至ります。それだけ酸素は生命を維持するために必要な存在であり、酸素不足は、病気はもちろん、肩こりの原因となるわけです。

酸素が不足すれば、筋肉は硬直し、免疫力も落ちるため、回復力も低下します。

では、なぜ酸素不足になるのでしょうか。私は大きく分けて「３つの理由」があると考えています。

理由❶消費量：現代人は昔の人に比べ、消費量が増えています。

酸素を一番使うのは脳です。昨今は肉体労働よりもパソコンなど頭を使う機会が増え、酸素を多く消費します。

また、病気やケガ、肩こりや腰痛、便秘など、身体の不調があればそれだけ多くの酸素を消費することになり、結果的に不足することになります。

理由❷摂取量：消費量が増えている一方で、摂取量は減っています。

疲労が溜まり、肩こり、特に肩甲骨まわりがこっていると、肺の動きが制限され、呼吸も浅くなり、摂取量は減ってしまいます。

また人の密集しているところでは酸素も薄くなりますし、数百年前は空気中に約25％近くの酸素がありましたが、現在は大気汚染により約21％まで落ちています。酸素自体が減っているのも問題です。

理由❸運搬力：消費量の増加、摂取量の減少に加えてもう一つ、運搬力の低下も問題です。

肺に入った酸素を全身に運ぶのは血液の仕事ですが、疲労が溜まり、身体の歪みや老廃物により血流が悪くなれば、酸素を必要なところまで運ぶことができません。

「血流」が悪いと、肩こりはやってくる

前項でお話ししたように、呼吸により肺に入った酸素は血液により全身に運搬されます。そうすると、血液がサラサラでキレイなのか、ドロドロに汚れているのかは、酸素の運搬にとって大きな問題になります。

血液をサラサラにするために必要なのは、なんと言っても「食事」です。

化学調味料や添加物、砂糖や小麦粉の摂りすぎは血液をドロドロにし、肩こりの原

サラサラな血液

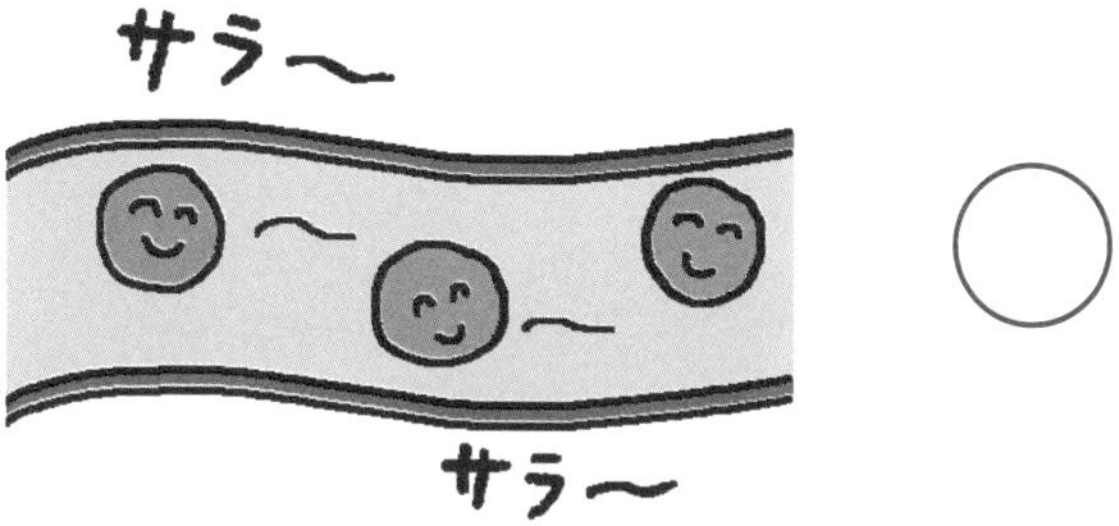

ドロドロな血液

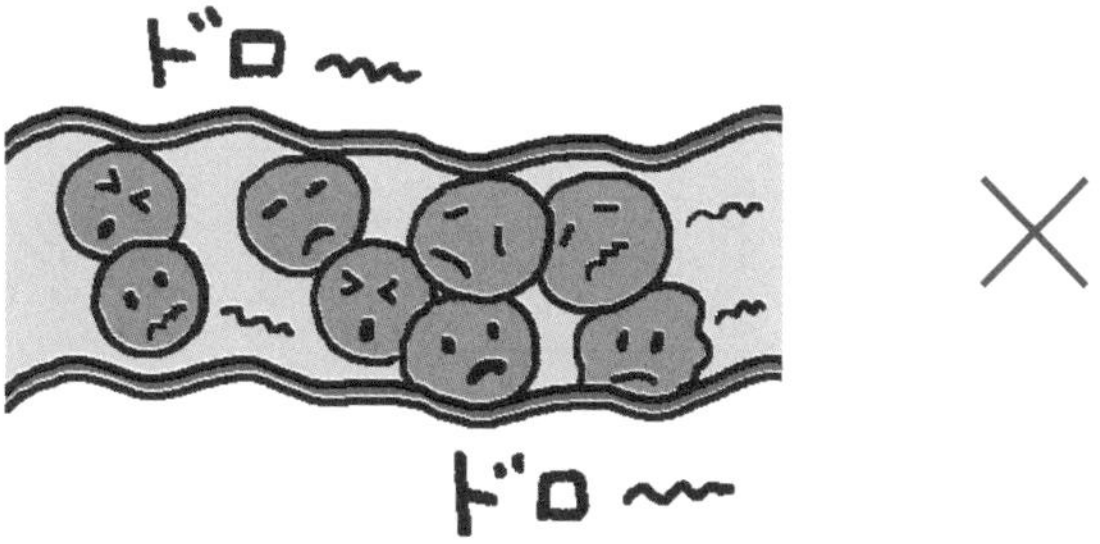

因になります。

　よくテレビなどで、「〇〇は身体に良い」と放送されると、スーパーからその食材が消えます。確かに身体に良いかもしれませんが、それだけ食べればいいというわけではありません。いくら身体に良いからといっても、食べすぎは良くありません。

　「ホルミシス」という言葉をご存知でしょうか。ホルミシスとは、放射線など通常有害な作用を示すものも、微量であれば逆に身体に良い作用を及ぼすことを言います。ですから、逆に言えば、いくら身体に良いとされるものも大量に摂取すれば毒となるわけです。

　何を摂るか、何を摂らないかは大切ですが、最も大切なことは、肉、魚、野菜、豆類、海藻類など、バランス良く食べることです。

　血流を良くするためには、血液をサラサラにすることと、もう一つ、血液を通す血管が元気であることも重要です。

　「血管年齢」という言葉を聞いたことがあると思いますが、血管が若ければそれだけ血流も良くなります。

血管も血液同様、食事が影響しますが、疲労の蓄積や運動不足の影響もあります。したがって、生活習慣を見直すことも肩こり改善のために必要な要素です。

「酸素」を取り入れれば、肩こりは消える！

酸素不足が病気の原因になるわけですが、逆を言えば、酸素の供給により、病気やケガが治ると言っても過言ではありません。

もちろん肩こりも例外ではありません。ですから、**肩こりを解消するためには、肩に酸素を供給しなければなりません。**

ではどうやって肩に酸素を供給すればよいのでしょうか。前項でもお話ししたように、酸素は血液によって運ばれます。だからといって、肩まわりだけに血液を送ることはできません。

血液は全身を巡っているわけですから、全身の血液循環を良くし、かつ肩まわりにより血液が行くようにしなければなりません。酸素を乗せた救急車が血管という道を通り、現場である肩に向かうイメージです。


私の治療院には「酸素カプセル」があります。酸素カプセルは、濃度の高い酸素を吸っていると思われている方も多くいらっしゃいますが、半分は正解、半分は間違っています。

濃度の高い酸素を吸うだけなら、酸素吸入器や酸素ボンベで足りるはずです。しかし、濃度の高い酸素を吸うだけでは残念ながら、身体には吸収されません。

酸素カプセルの目的は、濃度の高い酸素を吸うことではなく、「気圧を上げる」ことにあります。

雨が降る前や飛行機に乗ると古傷が痛んだり、具合が悪くなったりする方がいますが、あれは気圧が下がったせいです。気圧が下がると、「浸透圧により細胞が縮小し、血管も細くなるため血流が悪くなり、具合が悪くなる」のです。

通常の血管

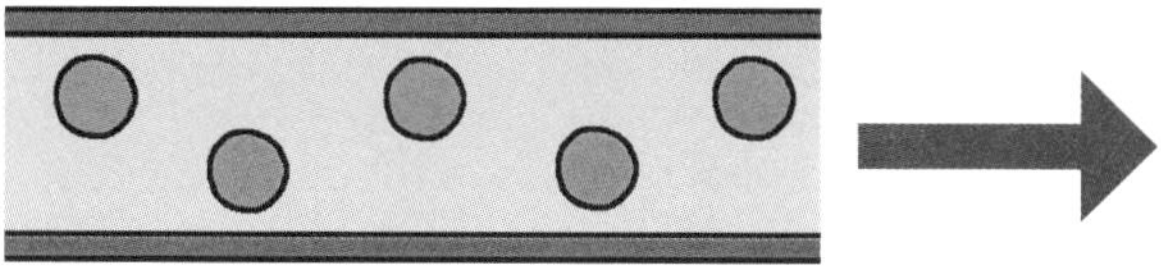

気圧が下がると…

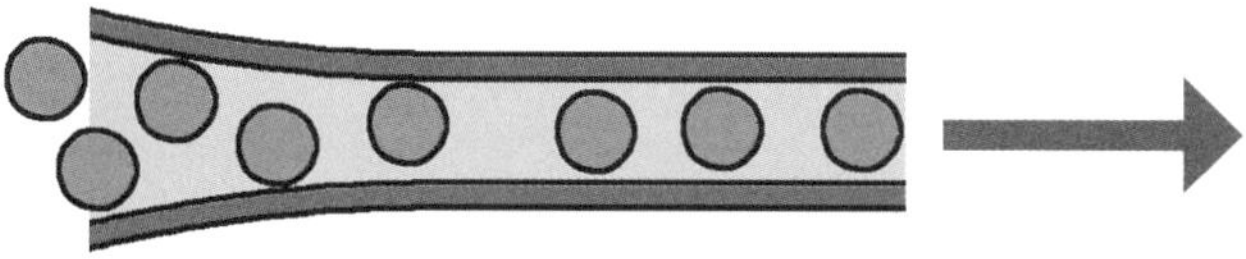

気圧が上がると…

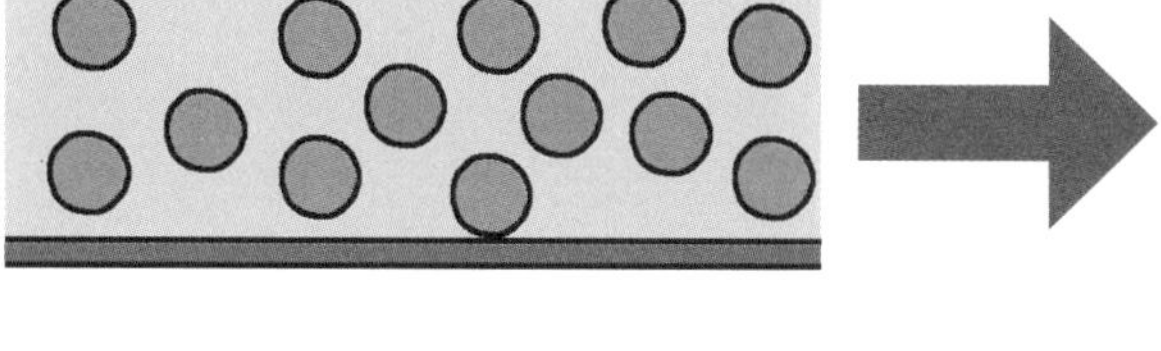

逆に気圧を上げることで、細胞が拡張し、血管が広がることで、隅々まで酸素が行き渡り、さまざまな不調が改善します。

通常2車線の道路が工事などで1車線になると渋滞する、逆に3車線になれば、より快適に走行できるといったイメージです。

天気が悪くなる前や飛行機に乗る際は気圧が下がり、肩こりだけでなく、体調不良になる可能性が高くなりますから、その前にしっかり体調を整えておく必要があります。

疲れをとって、酸素の消費量を抑える。

しっかり深呼吸をして、酸素の摂取量を増やす。

血液をサラサラにして、身体の隅々までしっかり酸素を届ける。

この習慣で肩こりを解消しましょう。

エクササイズ研究のきっかけは、自分自身の肩こりだった

私は、鍼灸師として皆様の肩こりを治療する側の立場ですが、じつは自分自身も肩こりに悩む一人でした。

ですから、温泉に行けばマッサージを頼んだり、同業の先生にお願いして鍼灸を受けたりしていました。


この本の「はじめに」でも少しお話ししましたが、ある日、朝から鼻と喉の調子がおかしく、肩こりもいつもより辛く感じていました。

薬をもらいに病院に行こうかと思いましたが、朝一の予約があったため、終わってから行くことにしました。

施術が終わると、「あれ？　詰まっていた鼻が通ってる？」と思うと同時に、肩が軽

くなっていることにも気がつきました。

患者さんを治すために行っている治療が、じつは自分自身にとっても良い結果をもたらしていたのです。


私が行っている整体法は、背骨の歪みを改善することに特化しています。

私の整体の師匠は、日本で「あんまマッサージ指圧師」の国家資格を取得後、アメリカに渡り、アメリカの国家資格である「カイロプラクティック」の資格を取得しました。

カイロプラクティックは、ボキボキして骨を矯正するイメージをお持ちの方も多いと思いますが、本来の目的は血流を良くすることにあります（諸説あります）。

血流の妨げになっている骨の歪みを改善する、骨の歪みを改善する際にボキボキ鳴ってしまう、という流れなので、ボキボキするのはあくまで「おまけ」なのです。

ボキボキすれば骨が正しく矯正され、ボキボキしないと矯正されていないと思ってしまう方もいらっしゃいますが、必ずしもそうではありません。ボキボキしなくてもちゃんと矯正されていることもあれば、ボキボキ音がしたとしても矯正されていないどころか、かえって悪化している場合もあるので、注意が必要です。

カイロプラクティックではさまざまな箇所の矯正を行いますが、最も重要な場所は首だと考えられ、首に直接アプローチをかけ矯正します。

第1章でもお話ししたように、首はたくさんの神経や血管などが通る大切な存在であり、矯正することがもっとも必要である一方、技術を必要とし、最も矯正が難しい場所でもあります。

カイロプラクティックでは首の歪みを矯正するため、首に直接アプローチをしますが、私の整体の師匠は研究に研究を重ね、**背骨にアプローチすることで首の歪みが改善する**ことを発見しました。

しかも、驚くべきことはボキボキと激しいことはせず、**やさしく背中を揺らすだけ**です。

ですから、患者さんに整体を施すと「何をしてるんだ？」「こんなんで良くなるのか？」と不安に思われることも珍しくありません。もちろん、事前の説明はしますし、施術後にはそんな不安など吹き飛んでしまいます。

私はこの整体を、自分自身で行うことはできないかと考えていました。そんなときに、「患者さんを施術することで、自分自身の身体も良くなる」ことに気づいたわけです。

この出来事をきっかけに、どんな動きが自分の身体に影響を及ぼしているのかを研究し、この本でご紹介するエクササイズに行き着きました。

このエクササイズは、肩に直接アプローチするわけではなく、首、背骨、骨盤、肩甲骨、手首、足首の歪みを自ら矯正し、気の流れ、血の流れ、水の流れ、神経の流れを改善して、自分自身の持つ自然治癒力や自己免疫力を高め、本来の身体を取り戻すようプログラムされています。

第3章では、皆様に、その技をご紹介しますので、ぜひ実践して、身体本来の力を取り戻し、肩こりを解消してください。

痛みは、肩ではなく「脳」で感じている！

肩こりは肩が痛いわけですが、「肩が痛い」と感じているのは脳です。さまざまな情報が脳に集まり、脳から身体へさまざまな情報を送りますが、脳は意外にもバカであり、間違った情報を受け取ったり、送ったりしています。

例えば、本当に悪いのは右腰なのに、左腰が痛いと感じていたり、本当は足が悪いのに、肩が痛いと感じていたりしています。

ですから、私は治療の際、患者さんの主訴はもちろん診るのですが、本当の原因はどこなのか、患者さんの口からの情報を参考に、患者さんの身体から真の原因を探り出します。

私の治療院に五十肩でいらした女性（土屋さん・仮名・50代）は、半年ほど肩が上がらない状況が続いていました。

ちょうど知り合いに治療家の方がいて、診てもらっていたそうですが、一向に治らず、私の治療院にやってきました。

ベッドに座ってもらい、肩がどれくらいまで上がるかを見ると、痛みにより水平くらいまでしか上がりませんでした。首から肩、背中を触るとガチガチに固まっています。本人に肩こりの自覚はなく、いわゆる隠れ肩こりの状態でした。


肩甲骨の下のほうを触ると気になるこりを一か所見つけ、そこを押さえながらもう一度肩を上げるよう指示しました。すると、水平までしか上がらなかった肩がスーッと上まで上がったのです。これには土屋さんも驚いていました。

土屋さんの肩が上がらない一番の原因は、このこりでした。もちろん私が手を離せば、再び肩は上がらなくなります。かといって、ずっと私が抑えているわけにもいきません。

「このこりを取るのに少し時間はかかりますが、取れてしまえば肩も上がるようになりますよ！」と伝えると、土屋さんは喜んでいました。

四十肩、五十肩は、正式には「肩関節周囲炎」と言って、肩まわりの炎症による痛みですが、肩こりが悪化して起こるケースも少なくありません。

普段から肩こりを感じている方はもちろんですが、感じていない隠れ肩こりの方のほうがなりやすい傾向にあります。

土屋さんのケースのように、実際痛い箇所と、原因となるこりは必ずしも一致するわけではありません。

では、なぜ脳が誤った認識をしてしまうのでしょうか。それは神経伝達がうまくいっていない証拠です。

背骨には脳神経が通っていて、背骨が歪むと神経が圧迫され、情報伝達の妨げになります。パソコンで作業をしていると、処理情報が多くなり、動きが悪くなることがありますよね。まさにそれと同じようなことが身体でも起こっているのです。

この本で紹介する**肩こり改善エクササイズの基本は、背骨の歪みをリセットする**ものです。パソコンがフリーズしたとき、再起動をするように、脳が誤作動を起こしているときは、**背骨の歪みを改善することで脳がリセット**されます。

エクササイズで背骨をリセットして、脳内の情報を正しく認識しましょう。

なぜ、「ストレス」がかかると肩がこるのか？

肩こりが起こる理由は、姿勢による血流不足や運動不足による筋力低下など肉体的な理由の他に、**精神的な理由も大きく関わります**。

私は以前『「思考グセ」を変えるだけで、体の痛みは9割消える！』（さくら舎）という本を書かせていただきました。思考とは「思う＝心」と「考える＝頭（脳）」であり、心と頭、つまり精神的な部分が身体に大きく影響するということです。

「頭で考えること」と「心で思うこと」って一緒じゃないの？　と思われるかもしれません。もちろん一致することは多々ありますが、ときとして相反する場合もあります。

例えば、頭では「太るから甘いものは食べてはいけない」とわかっていても、心で

身体、頭（脳）、心のバランスが崩れると「ストレス」が生まれる

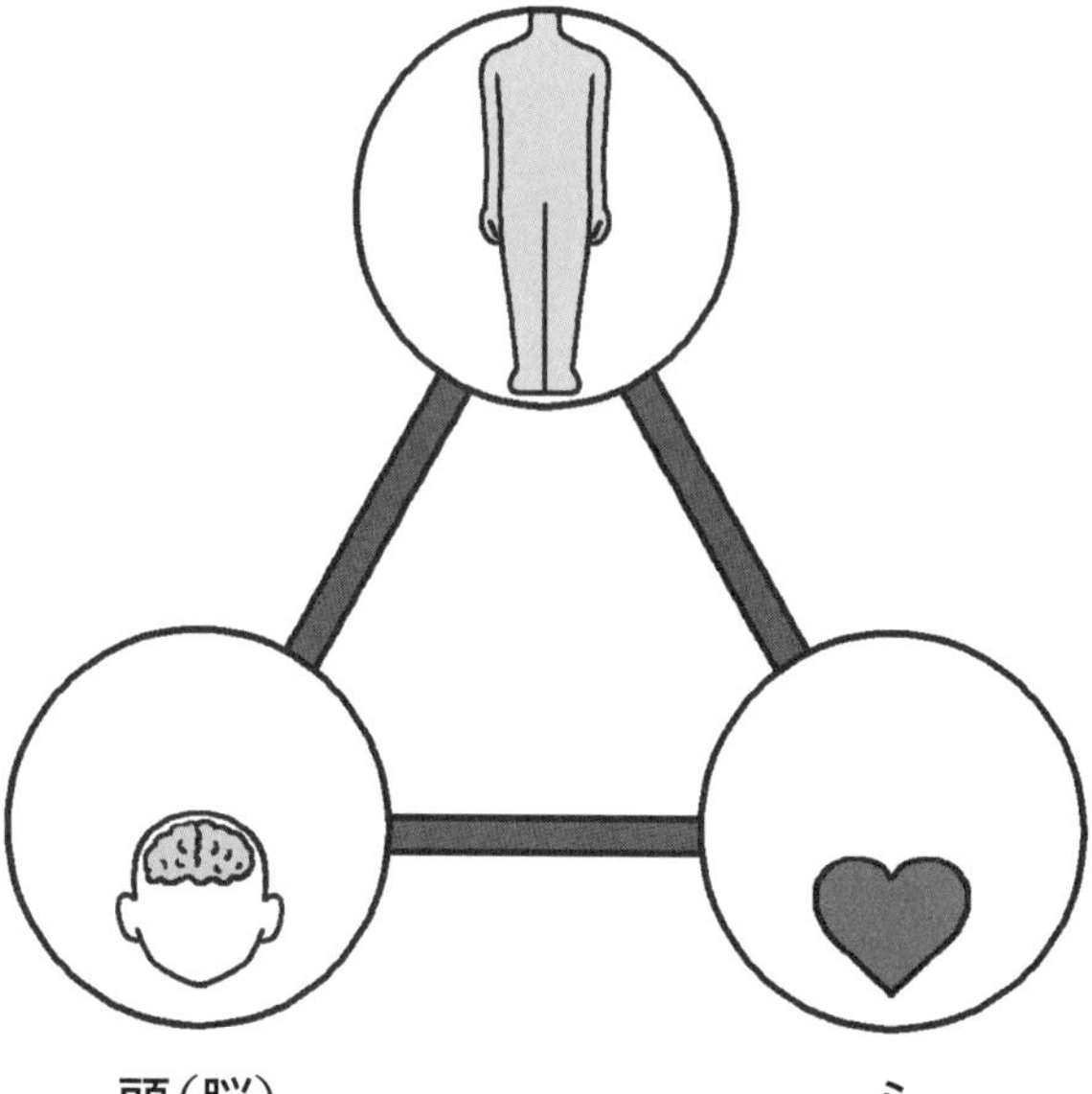

は「ケーキが食べたい！」と思っていたり、頭では「タバコは体に悪い」と知りながら、心では「タバコが手放せない」状態であったりと、頭と心で葛藤が起こる場合があります。

ですから、「身体」、「頭（脳）」、「心」の3つのバランスが重要になります。

ストレスとは、無の状態に力が加わることを意味します。

紙に風が当たれば揺れますね。これが紙にストレスがかかったという状況です。

私たちの体内には内臓の働きや代謝、体温などをコントロールする自律神経があります。自律神経には交感神経と副交感神経があり、交感神経が優位に働けば活動が活発になり、副交感神経が優位に働けば活動を休ませリラックス状態になります。簡単に言えば、スイッチの「ON」と「OFF」です。

ストレスがかかるということは、肉体的にも精神的にも余計な力が加わることであり、外部から力が加われば<u>それ</u>に対処するためスイッチがONになり、活動的になり、筋肉の緊張が起こります。この筋肉の緊張が積み重なってこりを生み出し、当然、肩

ストレスのない状態

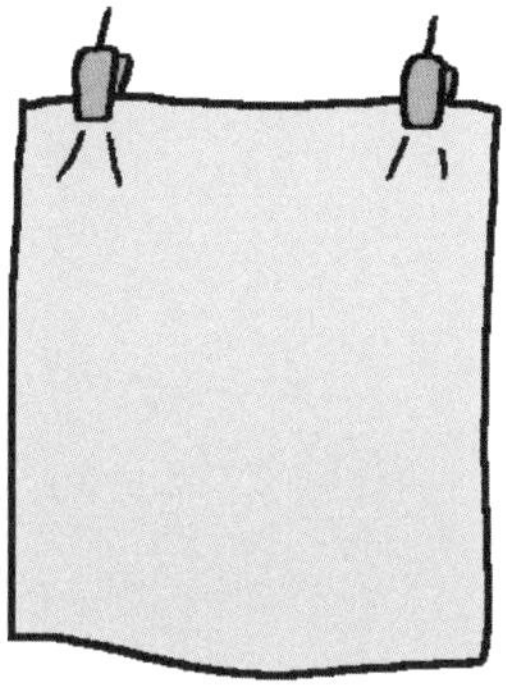

ストレスがかかった状態

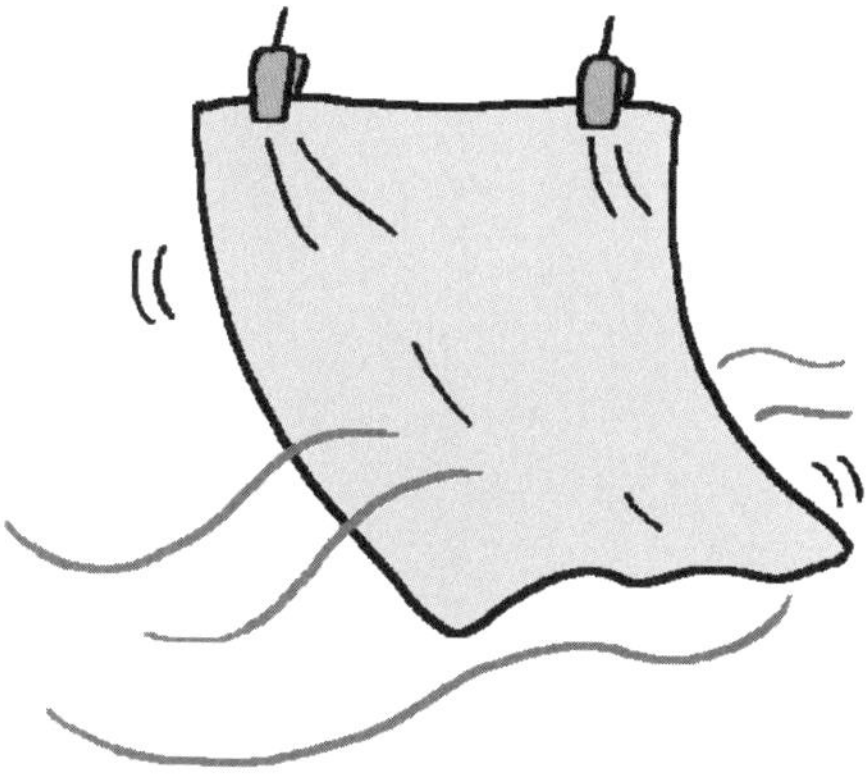

もこりやすくなります。

ストレスと聞くと嫌なものに聞こえる方も多いと思いますが、ストレスは100%悪というわけではありません。

例えば「風」。台風のような強い風は当たれば嫌なストレスですが、暑い日にひんやりとしたさわやかな風が吹けば心地良いストレスとなります。

「言葉」なら、「バカ」だの「アホ」だの罵《ののし》られれば嫌なストレスですが、「大好き」「ありがとう」などの愛ある言葉をかけられれば、気持ちの良いストレスとなります。

一般的に言われるストレスは、悪いストレスです。悪いストレスは交感神経を働かせますが、良いストレスは副交感神経が働き、リラックス効果を期待できます。

ストレスは、良くも悪くも生きていれば必ず受けるものです。ストレスを受けないようにするのではなく、ストレスとどう向き合うかが重要です。

ストレスに対する向き合い方はぜひ、拙著『「思考グセ」を変えるだけで、体の痛みは9割消える!』をお読みいただけたら幸いです。

自分の「自然治癒力」を信頼しよう

人間には、自分自身で治す力「自然治癒力」が存在します。

例えば、皮膚を切ったとき、傷が塞《ふさ》がったり、骨が折れても再びくっついたりするのは自然治癒力のおかげです。だとすれば、無の状態から肩がこっても自然治癒力により、再び無の状態に戻してくれるはずですよね。

こんな話をすると「いやいやそんなことない！」「私には自然治癒力がないんだ！」と思われるかもしれませんが、決してそんなことはありません。自然治癒力で肩こりはなくなるし、誰でも自然治癒力は持っています。

では、なぜ肩こりがなくならないのか。

肩こりを、いつ頃から感じ始めていたでしょうか。社会人になってからの人もいれば、学生時代からの人、第１章でもお話ししたように小学生から感じている人もいます。

感じ始めは人それぞれ違いますが、感じ始めたときが肩こりの始まりではなく、無感覚の時期が存在します。

つまり、はじめて肩こりが起こったときは、自然治癒力が肩こりを消してくれていましたが、**慢性的に繰り返すことにより、完全に消失できなくなり、塵が積もっていくことで肩こりが起こるようになる**のです。

肩こりを感じた瞬間というのは、まさに氷山の一角が水面上に出た瞬間なのです。

ここまで溜まった状態だと治癒力も低下し、完全に消し去ることは難しくなります。

それだけではありません。自然治癒力には「治す」ともう一つ、「元に戻す」という働きがあります。

肩こりが慢性化すると、脳は肩がこっている状態を正常だと認識している可能性があります。

この場合、マッサージなどで一時的に軽くなったとしても、脳が、「肩こりがなくなったことは異常！」と認識して、ご丁寧に肩こりを元に戻してくれます。肩こりでお悩みの人からすれば、とんだ形状記憶です。

マッサージや鍼灸、セルフケアにより慢性化した肩こりが少し楽になったくらいではすぐに戻ってしまいますが、それでも根気よく続けることで、肩がこっている状態が正常だと思っていた脳も、徐々に「あれ？　こってるのが普通だと思っていたけど、もしかしたらこっていないのが普通なのか？」と思い始めます。

そうなったらこっちのもの。自然治癒力によりどんどん肩こりは楽になっていき、やがては感じないレベルまでいくことでしょう。

この本で紹介する肩こり改善エクササイズは、単に肩こりを解消するだけでなく、誤った認識をしている脳のリセットにも繋がります。

ぜひ自分の自然治癒力を信じ、根気よく続けて、エクササイズを習慣化させてください。

薬の飲みすぎには注意する

肩こりでお悩みの方は、なんらかの薬を飲んでいる方も少なくありません。

持病があったり、高齢になればなるほど薬を服用しなければならないケースも増えてきます。

若い方であっても、頭痛や生理痛、便秘などで市販薬を飲んでいる方も多くいらっしゃいます。

どうしても痛みが強い場合、薬に頼ってしまうのは仕方ありませんが、やはり飲みすぎには注意が必要です。

薬は、痛みや症状を「治す」わけではなく、「抑えている」に過ぎません。

仮に薬を飲んで痛みが再び起こらなくなったとしても、それは薬が治してくれたわけではなく、薬で症状を抑えている間に自分自身の持つ、自然治癒力や自己免疫力が治しているに過ぎません。

薬には痛みや症状を抑える一方、必ずと言っていいほど副作用が存在します。

その**副作用により肩こりが悪化する恐れもある**ので、薬の飲みすぎには注意したいものです。

自分自身で治す力を身につけよう

肩こりには、鍼灸治療は有効です。

私の治療院は肩こり、腰痛、頭痛、眼精疲労、膝痛、坐骨神経痛、ヘルニア、足のむくみ、便秘などさまざまな症状の方がいらっしゃいますが、その中でも私が最も得意とするのが「肩こり」です。

「ガチガチだった肩がフニャフニャになった！」と喜んでいただけると私も嬉しくな

ります。

よく、鍼灸を受けると「クセになりそう」と言われますが、決してクセになることはありません。もし、クセになると思われるのであれば、それは、散らかったデスクをキレイにした後、再び散らかっているのが気になり、また片づけたくなるのと同じです。

肩こりはホコリのようなもので、放っておけば溜まります。ホコリが溜まったら、掃除をしたくなるのは悪いことではありません。むしろ、肩こりが慢性化しないよう定期的な掃除は必要なことです。

私の治療院に肩こりでお越しになった男性（田内さん・仮名・50代）は、数回の治療で慢性的な肩こりはなくなりましたが、治療間隔が空くと疲労感が増し、集中力がなくなるため、定期的に通院しています。

また、肩こりでお越しになった女性（木田さん・仮名・20代）は、1回の治療で「ガチガチな肩がフニャフニャになった！」と喜んで帰られましたが、1か月もすると肩がこったと再びやってきました。それ以来、肩こりがひどくなる前に定期的に通院しています。

鍼灸治療というのは「気《き》」、「血《けつ》」、「津液《しんえき》」を整える作用があります。

「気」とは、身体を巡《めぐ》るエネルギーのことです。エネルギーが正常に巡っていれば「元気」であり、病んでいれば「病気」となります。

「血」とは、字のごとく血《ち》のことです。生命維持において、汚れた血をキレイにして流れを良くすることは必要不可欠です。

「津液」とは、いわゆる水《みず》のことです。体内の約60％が水です。血同様、水もキレイで流れを良くしなければなりません。

鍼灸治療は、別名「排泄《はいせつ》の医学」とも呼ばれ、淀んだ気、血、水を排泄して循環を良くすることで、本来の身体を取り戻します。

よく、鍼灸治療で病気や症状が良くなると、鍼灸のおかげ、先生のおかげ、と言っていただきますが、あくまで「鍼灸は排泄のお手伝いをしている」に過ぎません。

身体に溜まった悪いものを出すことにより、本来の身体の機能を目覚めさせ、自分

自身の持つ自然治癒力や自己免疫力により病気や症状が治るのです。

鍼灸などの治療に頼ることも一つの方法ではありますが、まずは自分自身で治す力を身につけることも必要です。そうでないと、いくら鍼灸で良くなったとしても、また同じことを繰り返してしまうからです。

自分自身で治す力を身につけるために、ぜひこの本でご紹介するエクササイズを実践してみてください。

内科医が、鍼灸を患者さんに勧めた理由

ある日、私の治療院に頭痛でお悩みの女性（中田さん・仮名・30代）がやってきました。

肩こりの場合、マッサージ院や鍼灸院に行くのはなんら不思議ではありませんが、頭痛の場合、市販の薬を飲むか、それでも改善しなければ病院に行くのが一般的です。

もちろん、鍼灸は頭痛も対応疾患ではあるのですが、それを知っていて鍼灸を選択する方はまだまだ少ないのが現状です。私は中田さんに、「なぜこちらの鍼灸院にいらしたのですか？」と尋ねました。

すると中田さんは、

「はじめ内科に行ったのですが、そちらの先生に『**頭痛は肩こりが原因だから、マッサージ院や鍼灸院に行って、肩こりをほぐしてもらいなさい**』と言われたんです。それで色々調べたら、こちらが肩こりはもちろん、頭痛にも対応してくださると聞いて、それで来ました」

と答えてくださいました。

私はそれを聞いて二度、嬉しくなりました。

自分の院を選択してくれたことが一つ。

もう一つは、内科の先生がマッサージや鍼灸を勧めてくれたことです。

頭痛は、脳腫瘍や脳梗塞など重大な疾患の可能性もあるので、病院へ診察に行くことは間違いではありません。

しかし、診察の結果、重大な疾患ではなかった場合、頭痛薬を処方されるのが関の山です。

中田さんを受診した内科の先生は診察時、重大な疾患がないことを確認した後、肩を触診し、肩こりを確認。薬を処方するのではなく、マッサージや鍼灸を勧めたことは鍼灸師として、このうえなく嬉しい出来事でした。

私の治療院に定期的に通う男性（國分さん・仮名・40代）は内科医です。元々、肩こりで来院し、疲労困憊な状況でしたが、今では肩こりが起きないよう、疲れが溜まらないうちにメンテナンスとして通っています。

通い出してまもない頃、「こんなに身体が軽くなるなんて！」と驚き、患者さんにも鍼灸を勧めるようになったとおっしゃっていました。

病気や症状は、薬やときには手術を必要とする場合はもちろんありますが、鍼灸で改善する場合も多々あります。

西洋医学の先生が、薬や手術を本当に必要なのか、それとも鍼灸やその他代替医療で対応可能なのかを適切に判断し、患者さんにとって最適な選択ができる時代が来ることを切に願います。

セルフケアセミナーで、会場が騒然となった１分間エクササイズ

私の提案する肩こり改善エクササイズは、３００万人以上が登録するダイエット＆ヘルスケアアプリ『ＦｉＮＣ』のセルフケア動画にて公開しています。アプリ内にて「笠原章弘監修」で検索すると、動画をご覧いただけます。

さまざまな健康法が出回り、スポーツトレーナー、ヨガインストラクター、理学療法

士、柔道整復師など多くのセルフケア指導者がいる中、いくら鍼灸師と言えども、誰もが動画を公開できるわけではありません。

私の場合、FiNCの社員さんに開業当初からの患者さんがおり、治療実績だけでなく、フィットネスクラブでの指導経験があることもご存知だったため、アンバサダーとして白羽の矢が立ちました。


動画が公開された直後、直接指導してほしいと依頼があり、セミナーを開催することになりました。

参加者は、経営者からお勧めの方まで多種多様で、身体のお悩みも肩こり、腰痛、眼精疲労、便秘、生理痛、足のむくみなどさまざまでした。

前半は座学で身体のメカニズムや、どうして数々の症状が起こるかなどをお話しし、後半にエクササイズの体験を行いました。

やり方や姿勢、注意点をお伝えし、スタート前に身体の可動域や筋肉の緊張度合い、いわゆる「こり」を確認していただいて、いよいよ実践です。

1分間のエクササイズを行い、再び身体の可動域や筋肉の緊張度合いを確認してい

ただいたところ、

「肩が軽くなった！」
「肩が上がるようになった！」
「腰が楽になった！」
「腰が曲がるようになった！」

など驚きの声が続々と聞こえてきました。

それだけでなく、猫背を気にしていた方は、セミナー後に会った友人に「背が伸びた？」と聞かれたり、セミナー後にボイストレーニングに行った方は、トレーナーに「今日はいつもより声が出てますね！」と言われたりしたのです。

このセミナーでお伝えしたのは、第3章で紹介する「お尻ポンピング体操（エアジャンプ）」でしたが、私が提案する肩こり改善エクササイズは全部で7種類あります。

では、いよいよ次の章で、その7つをすべてご紹介していきますね。

コラム

肩こりは治るのか!?

そもそも肩こりは「治る」のでしょうか。

私は「肩こりは治りますか？」と問われると、必ず「治りません」と答えます。

それは「良くならない」という意味ではありません。

本文中でもお話ししたように、肩こりはホコリのようなものです。
病気やケガなら治ると言えますが、肩こりはあくまで症状なので、「治る」という表現はおかしい、ということです。

この本のタイトルを「治る！」ではなく「消える！」にしている所以《ゆえん》です。

肩こりが消えたとしても、それは一時的なもので、「隠れ肩こり」があるかもしれません。
肩こりを感じてから対処するのではなく、日ごろから肩こりがないかを確認しながら、肩がこらない生活習慣を心がけましょう。

第3章

1分で消える！ 7つの肩こり改善エクササイズ

笠原式7つの肩こり改善エクササイズのやり方

ここでご紹介する7つのエクササイズは、全部がとても簡単です。
必要なのは、基本、あなたの身体だけ。
道具はいりませんが、一部、応用編でタオルを使うものもご紹介しています。

順番も関係ありません。
また、一つひとつは1分もかかりませんし、仕事の合間、移動中、お風呂、ベッドなどでもできるようになっています。

エクササイズの①と②が基本となるもので毎日行っていただき、スキマ時間に残りの5つをプラスして行うのが理想です。

そうすることにより、基本である背骨と骨盤が整い、全身の気の流れ、血の流れ、水の流れが良くなり、酸素不足を解消し、自律神経のバランスも整います。

どれも簡単なのですが、はじめから全部やろうとしても全部が中途半端になり逆効果になってしまいます。

まずはエクササイズ①だけでもかまいません。

シンプルだからこそ丁寧に、少しずつでも継続することが大切です。

ですから、

・まずは、見よう見まねでやってみる。
・トイレのついでにやってみる。
・信号待ちでやってみる。

など、気づいたときにちょこっと行うことから始めてみてください。

「無理をしないように……」と思っていても、気持ちがいいので、どんどんやりたくなってしまうかもしれません。

やりすぎがいけないわけではありませんが、**一度にまとめてやるよりは、こまめに何度もやるほうがより効果的**です。

やればやるほど、効果がアップし、どんどん健康になっていくのが笠原式だからです。

「1分で消える！」を合言葉に、エクササイズを楽しみましょう。

※エクササイズを始めると、普段使っていない筋肉を使うため、筋肉痛が起こったり、ときには隠れ疲労により、思ってもいないところに痛みが起こったりします。筋肉痛レベルなら問題ありませんが、痛みが強い場合は無理をせず、専門家にご相談ください。

エクササイズ①
「お尻ポンピング体操（エアジャンプ）」で全身運動

健康セミナーで行い、その場で参加者のほとんどの方が肩こり、腰痛など、なんらかの身体の変化を実感し、大反響だったのが、「ポンピング（エアジャンプ）」です。

私が治療院で、50名の患者さんに対して行ったモニター調査では、**100％の方の肩こりが改善**。

また、肩こりだけでなく、

「腰が楽になった！」

「目がスッキリした！」

など、その他の身体の悩みの多くにも効果を上げています。

1．お尻ポンピング体操（基本）

①まずはまっすぐに立ちます。

②そして、両膝を軽く曲げ、腰を落とします。

③そこからさらに、1～2センチ腰を落とす、戻す、を繰り返します。

1秒間に2～3回くらいの早さで、リズミカルにポンピングしてみましょう。

※②で腰を落とした後はそこからさらに膝を曲げるのではなく、踵《かかと》にお尻を落とす感じです。

「からかさ小僧」（傘のおばけ）の脚の動きのようなイメージです。

所要時間：1回30秒～1分。

［**チェックポイント**］

①まっすぐ立ったときに、横から見て、耳、肩、腰骨、膝、踝《くるぶし》が一直線になっている（上図参照）。

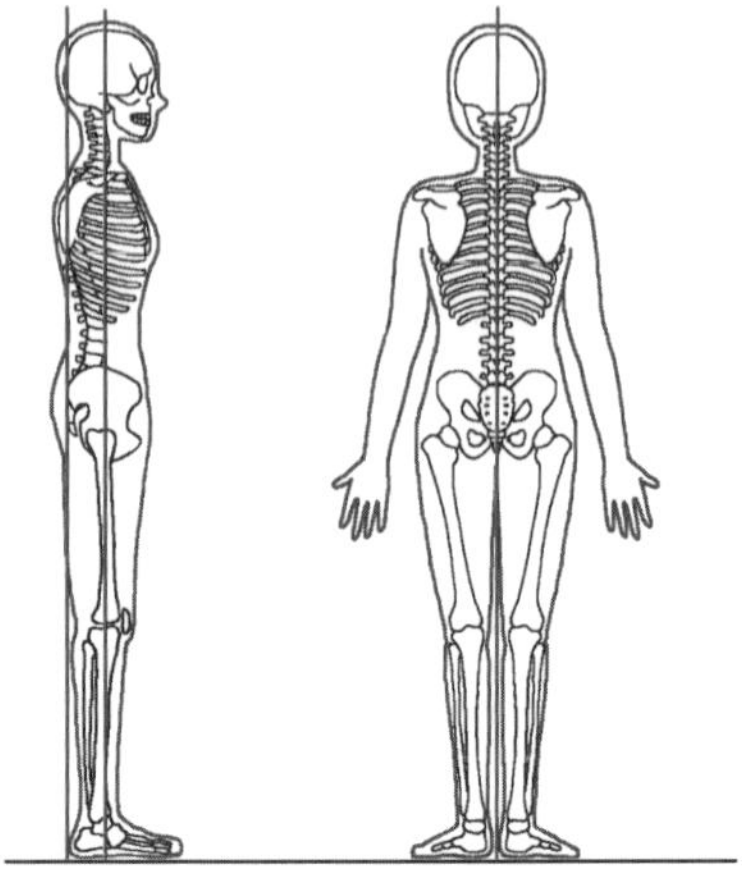

②③の上下動を
リズミカルに繰り返す

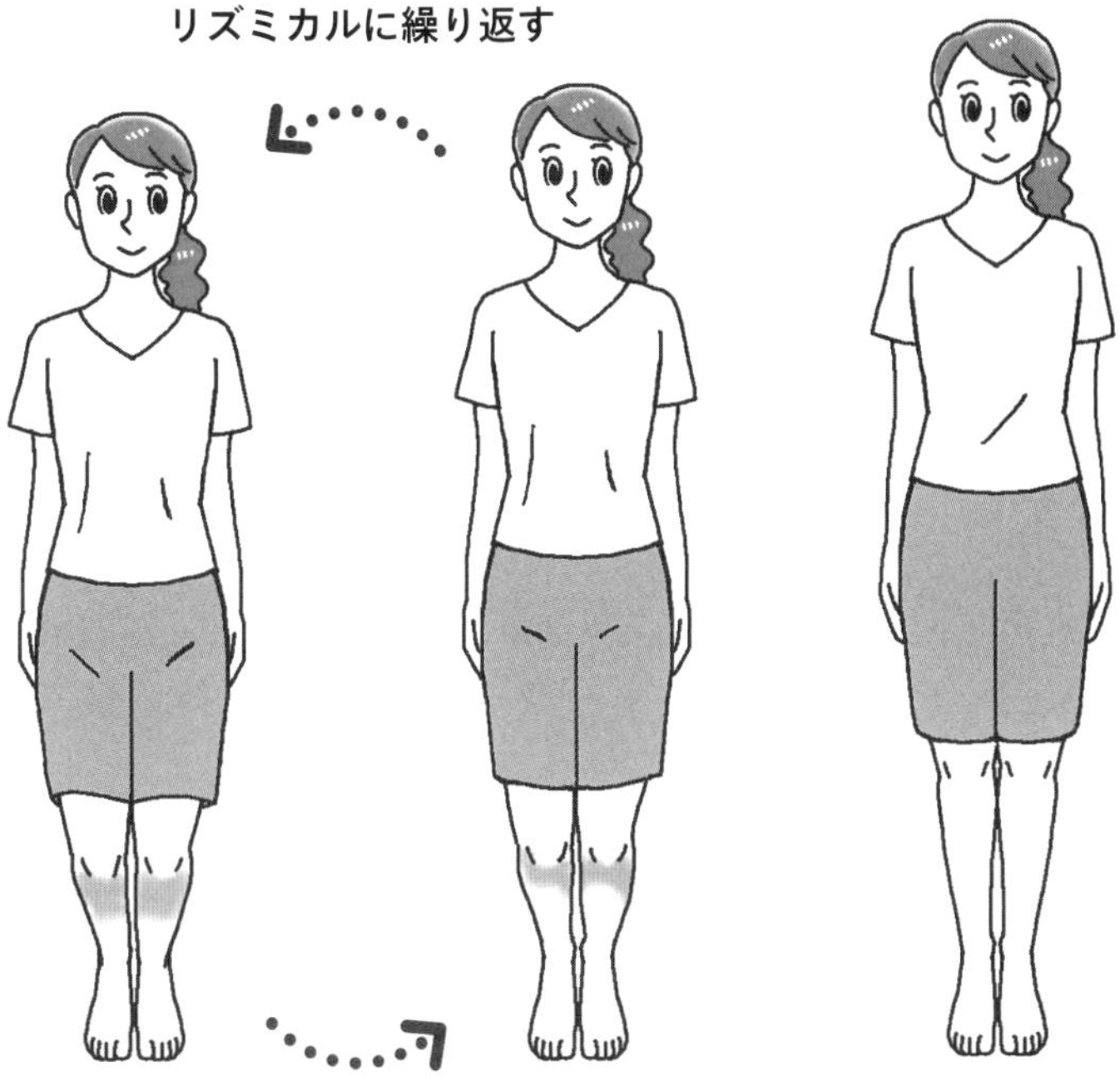

①
まっすぐ立つ

②
両膝を軽く曲げ、
腰を落とす

③
さらに１～２㎝
腰を落とす

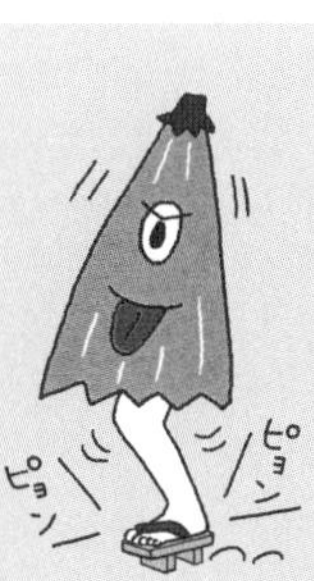

「からかさ小僧」の
脚の動きのような
イメージで！

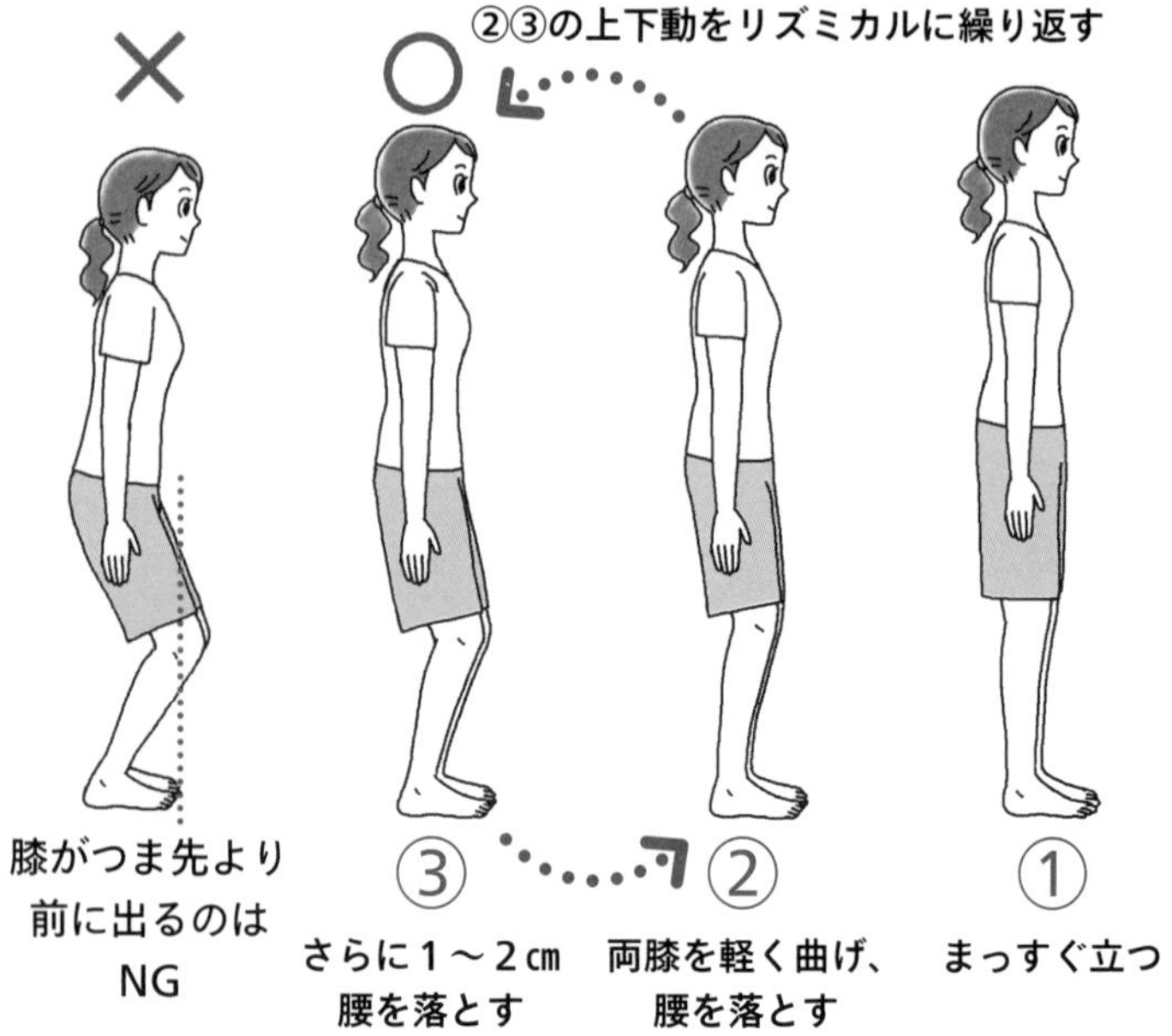
②③の上下動をリズミカルに繰り返す
×
○
膝がつま先より前に出るのはNG
③
さらに1～2㎝腰を落とす
②
両膝を軽く曲げ、腰を落とす
①
まっすぐ立つ

②膝を曲げたときに、曲げすぎない（膝がつま先より前に出るのはNG。上イラスト参照）。

③腰を落としたとき、体重が踵《かかと》に乗っている（つま先重心はNG）。

※脚は閉じて行いますが、安定しない場合は肩幅に開いてもかまいません。また、足腰に不安のある方や慣れるまでは机や椅子などにつかまりながら行うと安定します（次ページイラスト参照）。

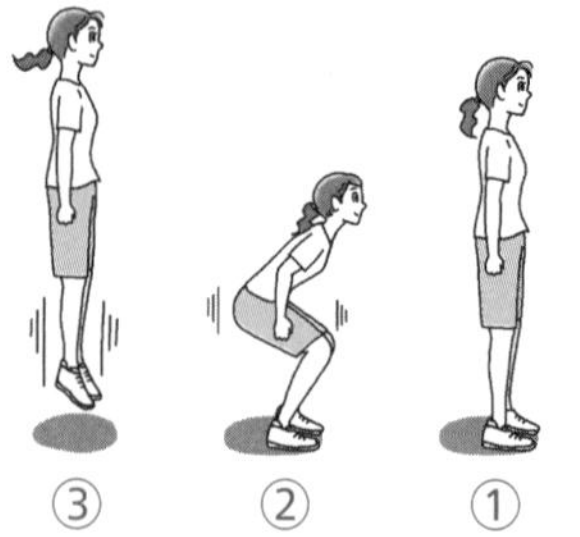
③
②
①

ジャンプをする場合（上イラスト参照）、①まっすぐ立ち、②膝が伸びた状態から膝を曲げます。③膝を曲げた状態から上に飛

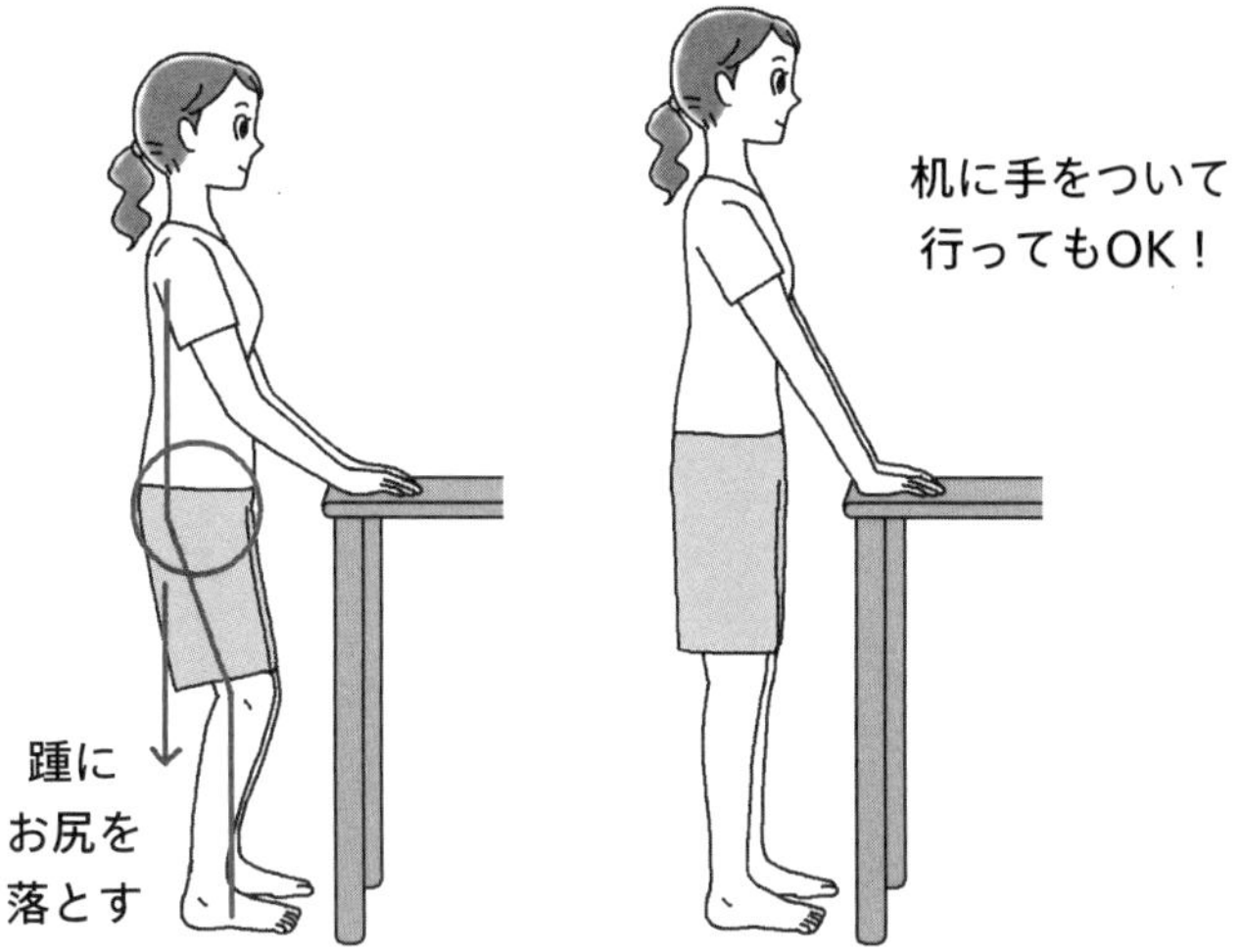
机に手をついて
行ってもOK！
踵に
お尻を
落とす

び、着地。膝を曲げる、ジャンプ、着地。

ポンピングはこれを繰り返すイメージですが、いわゆるジャンプと違うところは、

・足が地面から離れない。

・ジャンプはつま先重心になるが、ポンピングは踵重心。

・実際に飛ばないので、1秒に2～3回とリズミカル。

となります。

ポンピングは、骨、筋肉、神経を同時に刺激して、筋緊張を緩和、血流を促進、神経の乱れを改善して、肩こりが解消します。

また、全身運動となるので、肩こりだけでなく、腰や胃腸の調子が良くなったり、繰り返すことで姿勢の改善にもつながります。

2. 肩ポンピング体操

慣れてきたら、「肩の上げ下げ」を加えるとさらに効果的です。

大袈裟に言えば、カトちゃんケンちゃんの「ひげダンス」のような感じです。

もちろん、ひげダンスのように激しく肩を上げ下げする必要はありません。

ポンピングの反動を使って、軽く肩を上げ下げしてみましょう。

所要時間：1回30秒～1分。

お尻ポンピングに肩の上げ下げを加える

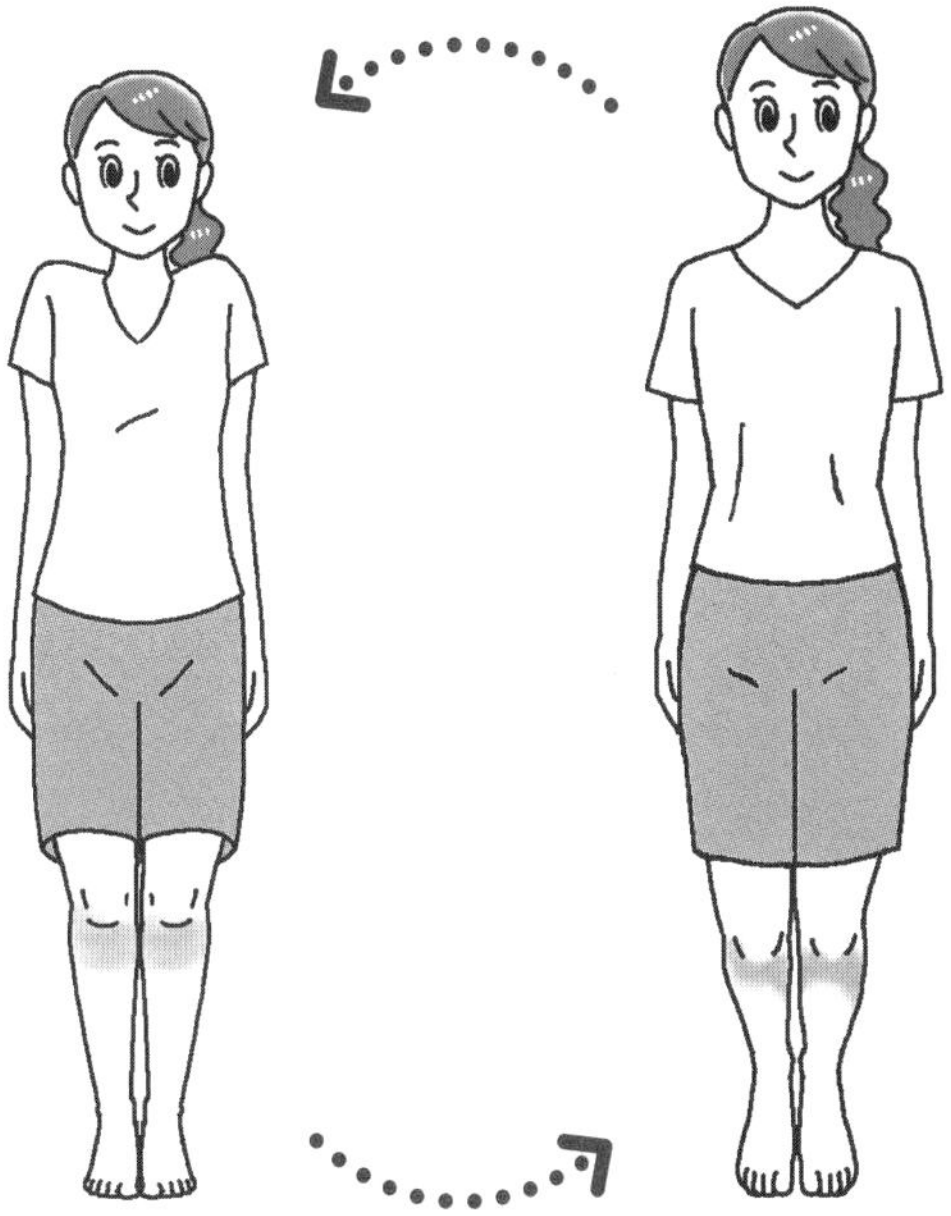

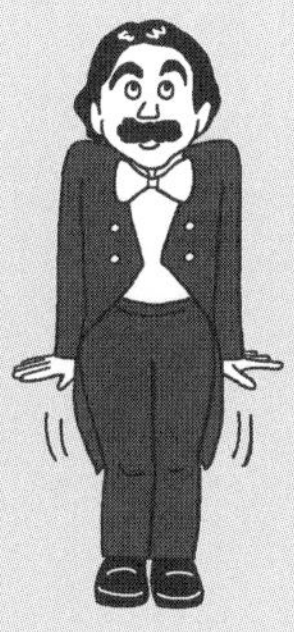

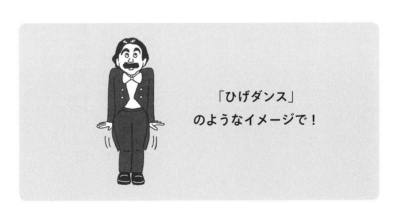

「ひげダンス」
のようなイメージで！

エクササイズ②
「背骨ゆらゆら体操」で椎間板をほぐす

「背骨ゆらゆら体操」は、その名のとおり、背骨を左右にゆらゆら揺らす体操です。

背骨は一本の骨ではなく、骨と骨がいくつも連なっています。

その骨と骨の間には、椎間板《ついかんばん》と呼ばれるクッションの役割を持つ部分がありますが、ここが硬くなると背骨のしなりがなくなり、筋肉の緊張が起こり、血管や神経が圧迫され、さまざまな不調が起こります。

ゆらゆらと揺らすことで、椎間板の緊張をほぐします。

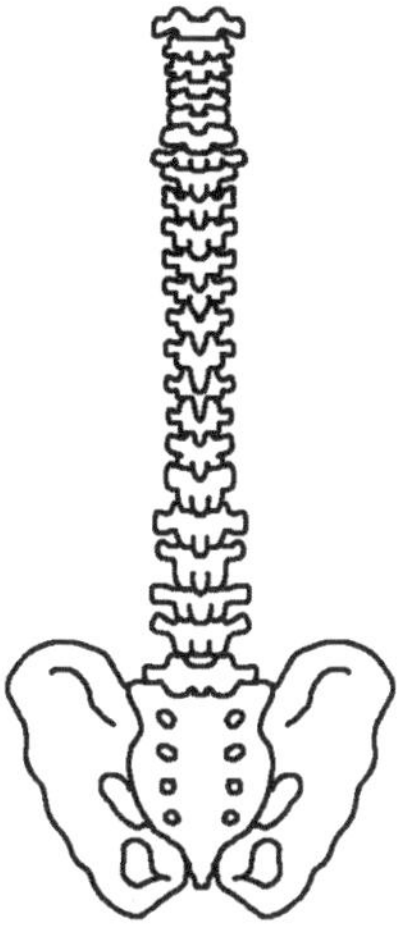

背骨は「一本の骨」ではなく、
骨と骨がいくつも
連なっている
↓
骨と骨をつなぐのが
「椎間板」

ゆがんだ背骨

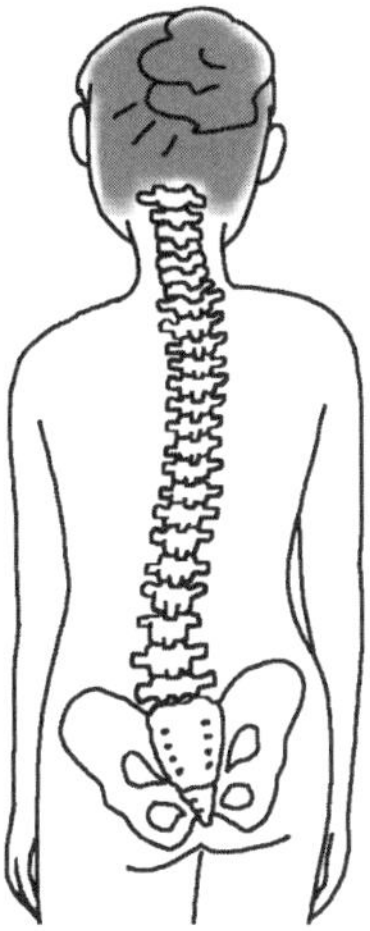

正常な背骨

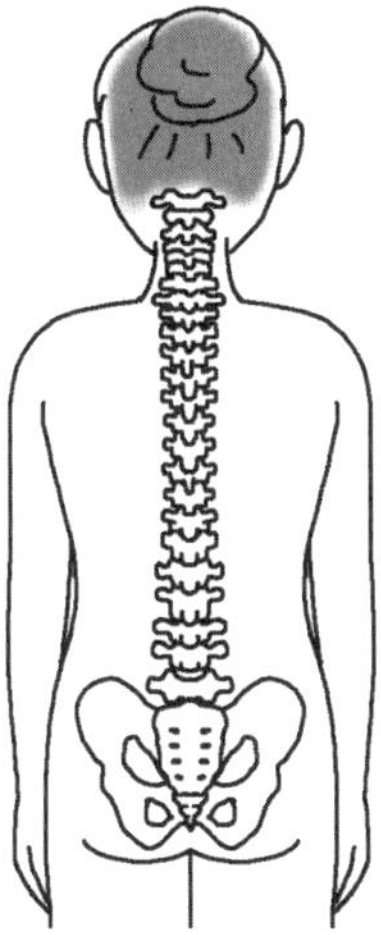

1. 背骨ゆらゆら体操（基本：座位）

①まずは座って行います。あぐらがやりやすいと思いますが、椅子やベッドに座り、脚を出した状態でもかまいません。

②右のおしりを軽く浮かせ、右の骨盤を上げ、右肩を下げると、後ろから見たときに背骨が「C」の字になります。

③逆に左のおしりを軽く浮かせ、左の骨盤を上げ、左肩を下げれば、「逆C」の字になりますね。

これを交互に繰り返し背骨を揺らします。

1秒に1〜2回くらいのスピードでリズミカルに行いましょう。

所要時間：1回30秒〜1分。

背骨がなめらかな波を打つ感じです。鉛筆を揺らして「曲がったように見える〜」という感じに、**背骨がゆらゆら揺れているイメージ**で行ってください。

私は毎朝起きると、この体操で身体を目覚めさせています。

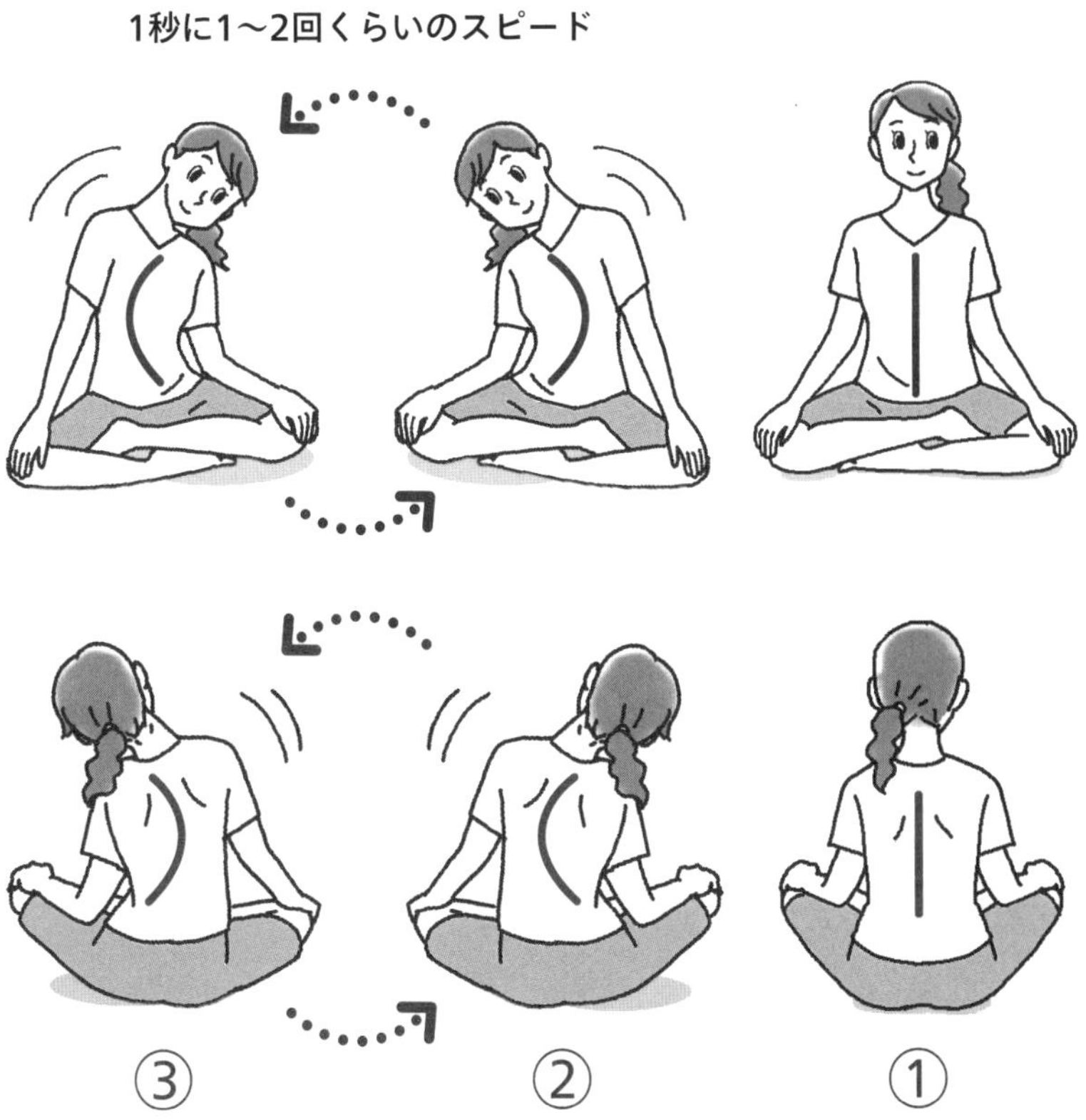

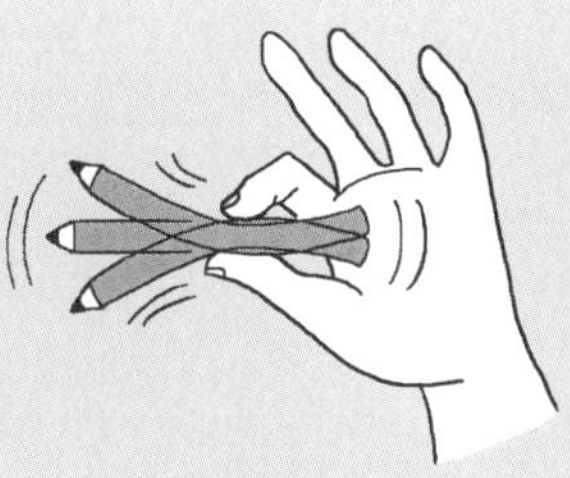

「鉛筆をゆらゆら揺らす」
ようなイメージで、
背骨を左右に
ゆらゆら揺らしましょう！

2. 背骨ゆらゆら体操（立位）

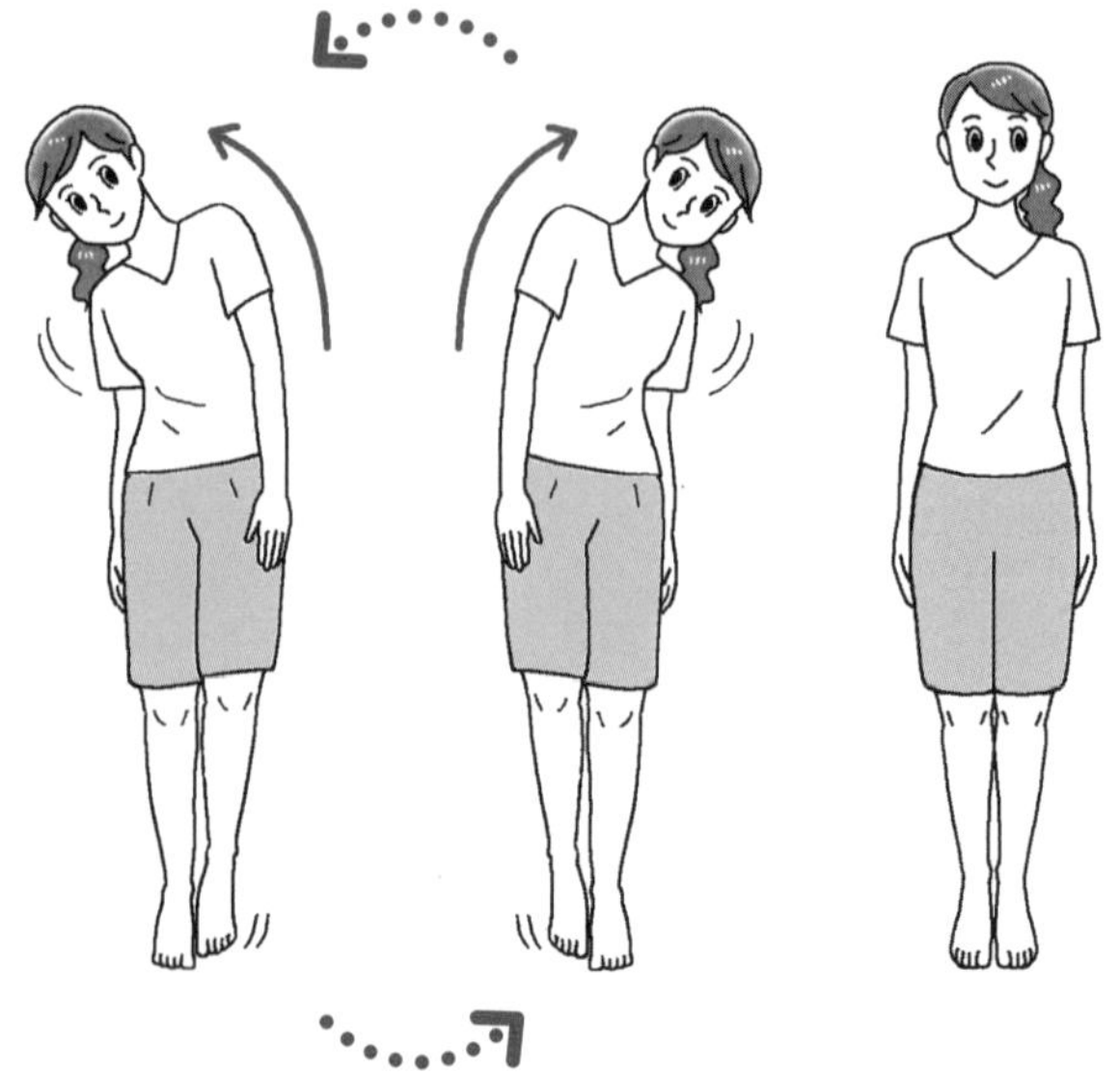

座位に慣れてきたら、立った状態で軽く足踏みをするように行います。

立ち姿勢の場合は、ぜんまいねじのついた人形が歩くイメージです。

所要時間：1回30秒〜1分。

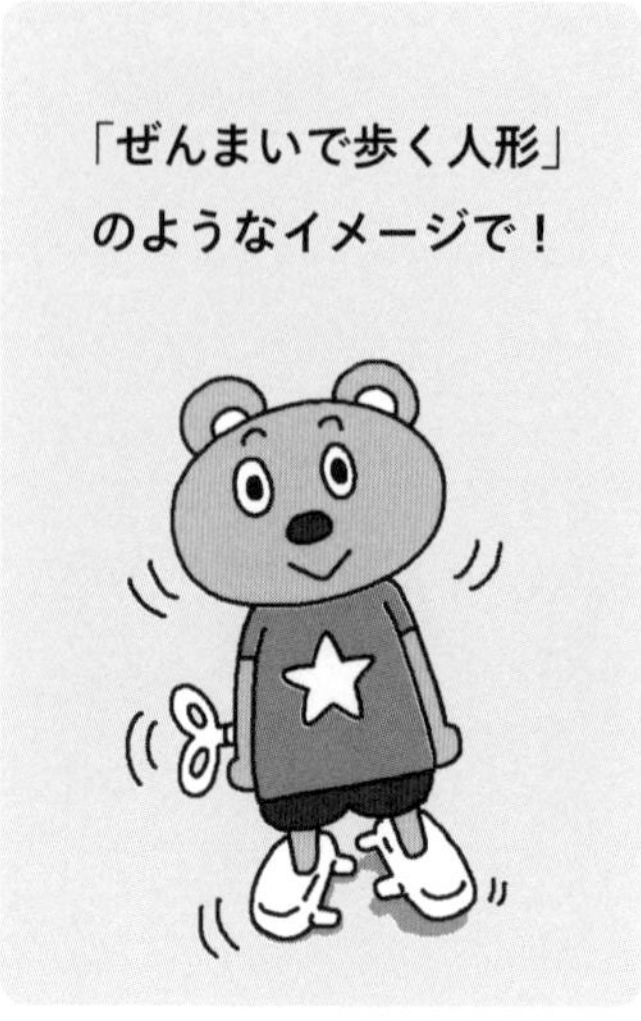

3．バンザイゆらゆら体操（立位）

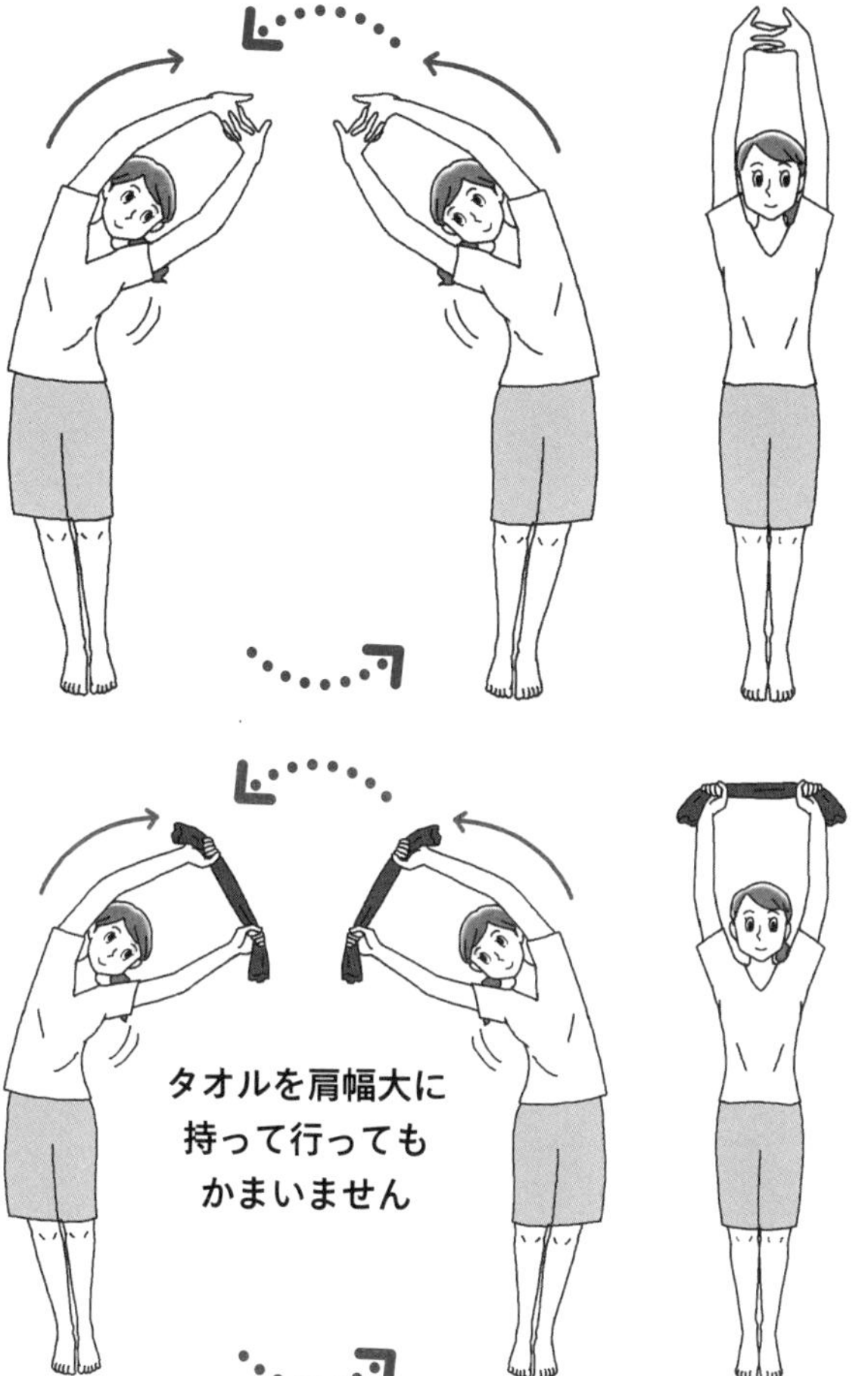

両手を組んで上に伸ばして行います。

脚を閉じて行うと脇腹が伸びて効果的ですが、脚を開いて行ったり、座位で行ってもかまいません。

所要時間：

1回30秒〜1分。

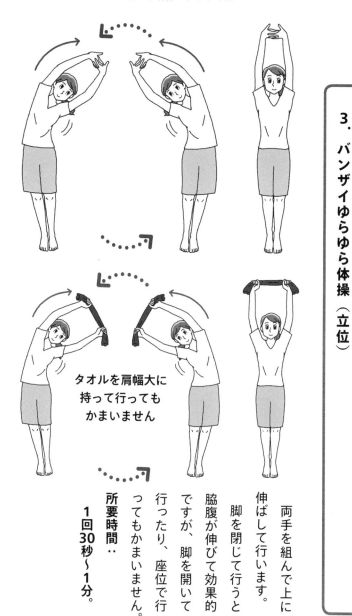

エクササイズ③
「首コロコロ体操」で頭を左右に揺らす

「首コロコロ体操」は頭をボールに見たて、肩で左右に揺らします。

①首を右にゆっくり倒し、倒れてきた頭も右肩で左へ打ち返します。
②左に来た頭を、今度は右に打ち返します。
これを交互に繰り返します。

「首振り人形」のようなイメージで、左右にコロコロ揺らします。

所要時間：1秒で左右1回、10秒ほど。

第1章でもお話ししたように、首はとても重要な存在であり、疲れも溜まりやすい部分なので、こりはしっかりほぐしたいところです。

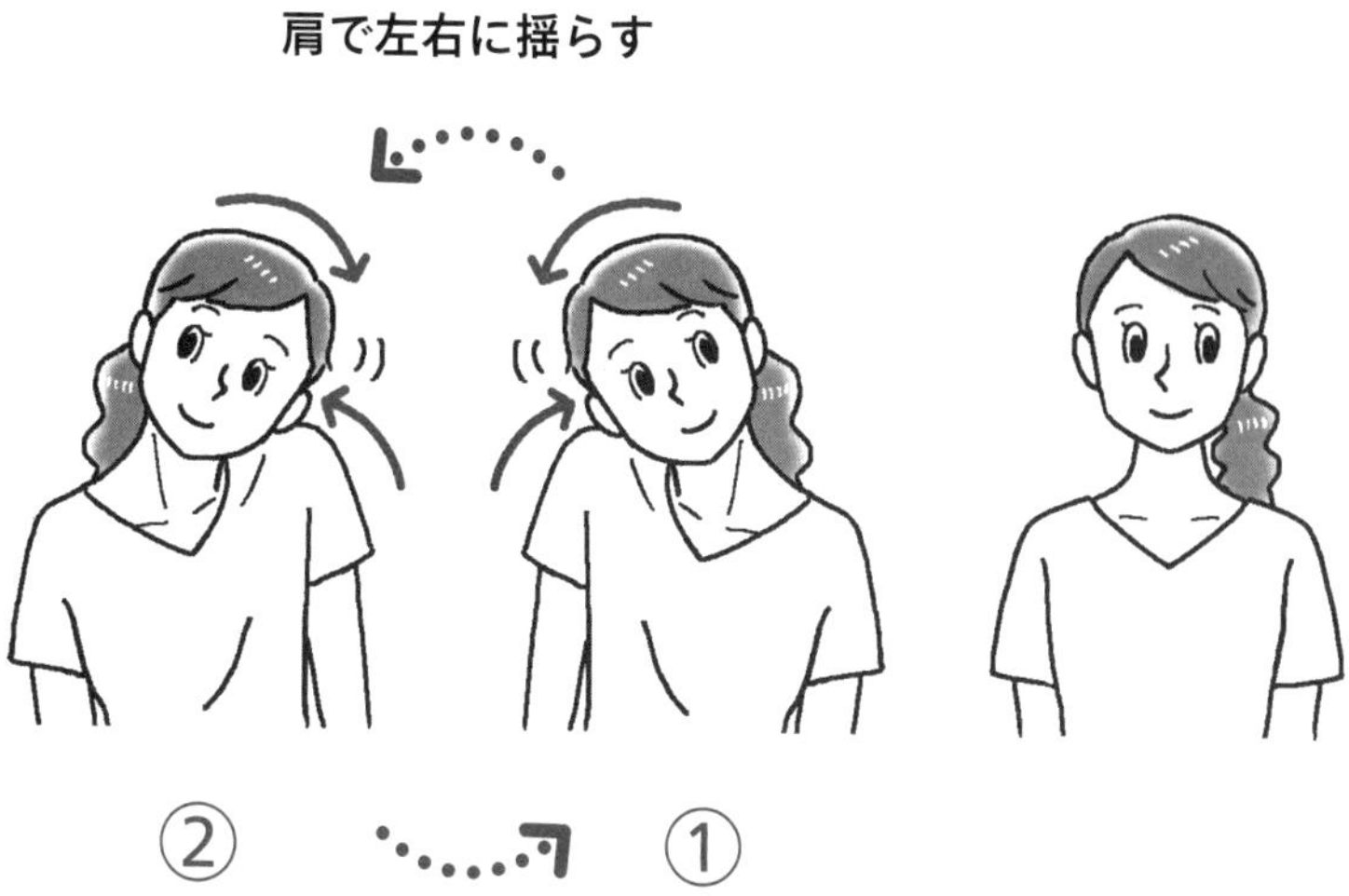
肩で左右に揺らす
②
①

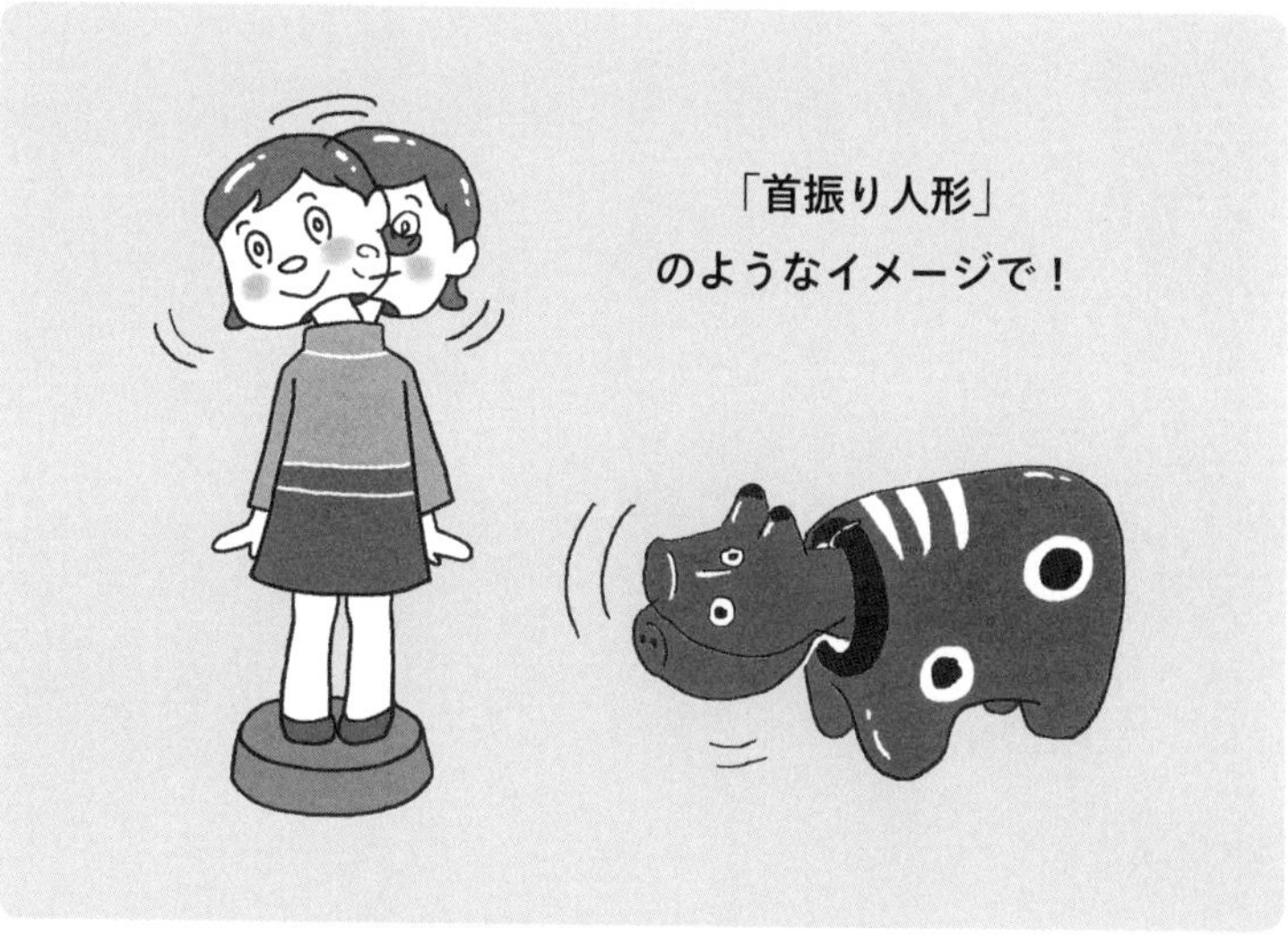
「首振り人形」
のようなイメージで！

しかし、血管や神経が集中しているため、マッサージやストレッチなどで直接アプローチすると神経を傷つける危険を伴います。

セルフケアでアプローチすることはなるべく控えたほうがよい場所なので、ここでは軽く左右に揺らす程度にとどめます。

コロコロする方向は左右のみにし、**1秒に左右1回くらいのスピードで10秒ほど行います。**くれぐれも無理しないよう、丁寧に行いましょう。

デスクワーク中や電車での移動中など、スキマ時間に最適です。

また、エクササイズ②の背骨ゆらゆら体操と同時に行ったり、エクササイズ①のポンピングやエクササイズ④の肩甲骨ハッスル体操、エクササイズ⑤の骨盤ペコペコ体操の後に行うとより効果的です。

エクササイズ④「肩甲骨ハッスル体操」で前後・上下に動かす

「肩甲骨ハッスル体操」は、肩甲骨を前後、上下に動かす体操です。

プロレスラー小川直也選手の「ハッスル、ハッスル」をご存じの方ならイメージしやすいかもしれません。

前後、上下と続けて行いましょう。

1．前後ハッスル体操

①手をグーにし、「汽車ごっこ」または「かけっこ」のポーズを取ります。

②両肘《ひじ》を後ろに引きます。

引く、戻す、引く、戻す、を繰り返します。

肘を引いたとき、胸を開き、背中で肘と肘をくっつけるよう意識するとより効果的です。

所要時間：1回10〜20秒。

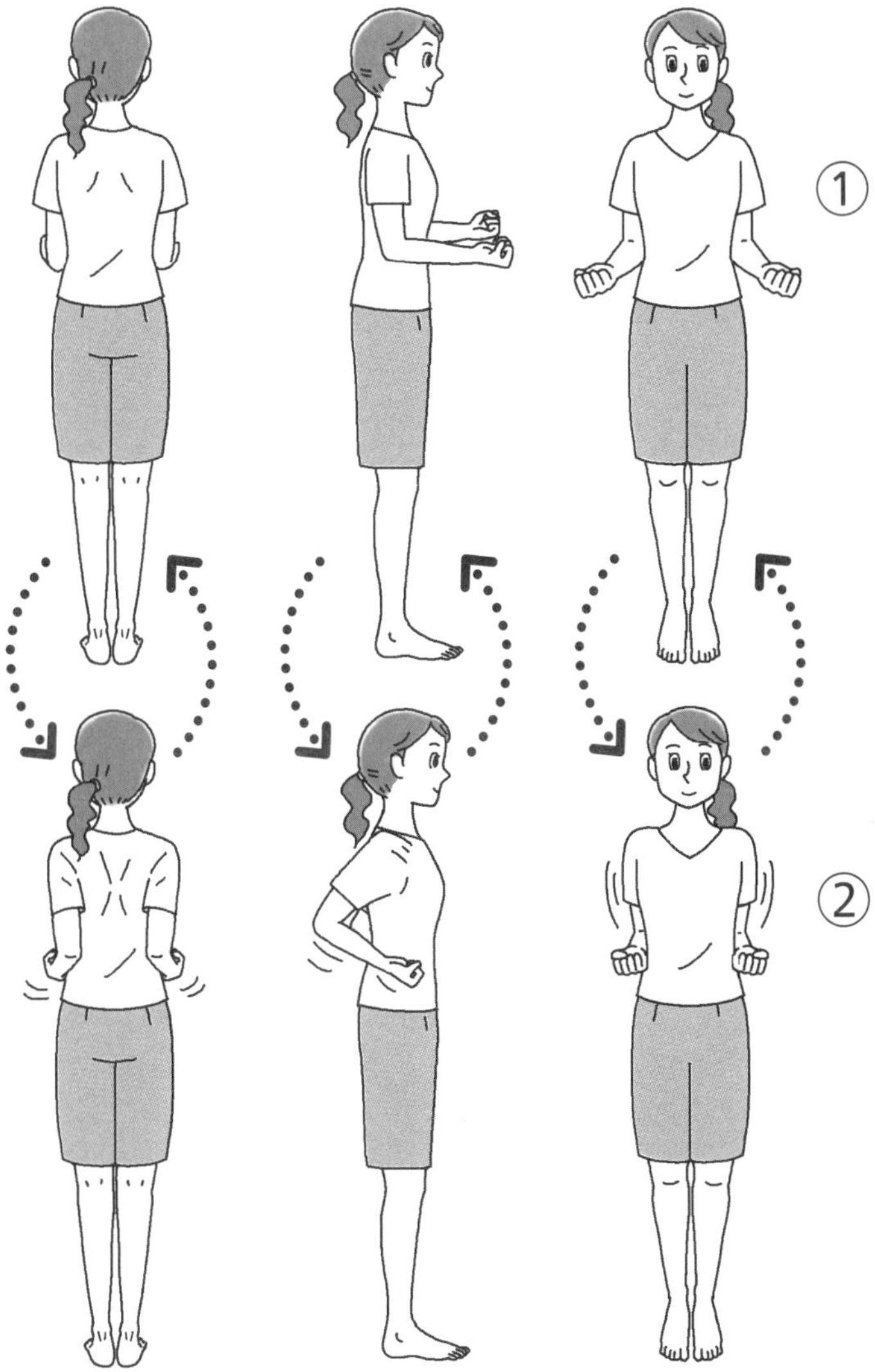

背中で肘と肘をくっつけるイメージで！

2. 上下ハッスル体操

①手をグーにし、バンザイをします。
②肘を下に引き、肩甲骨の後ろでくっつけるイメージです。
バンザイ、引く、バンザイ、引く、を繰り返します。

所要時間：1回10〜20秒。

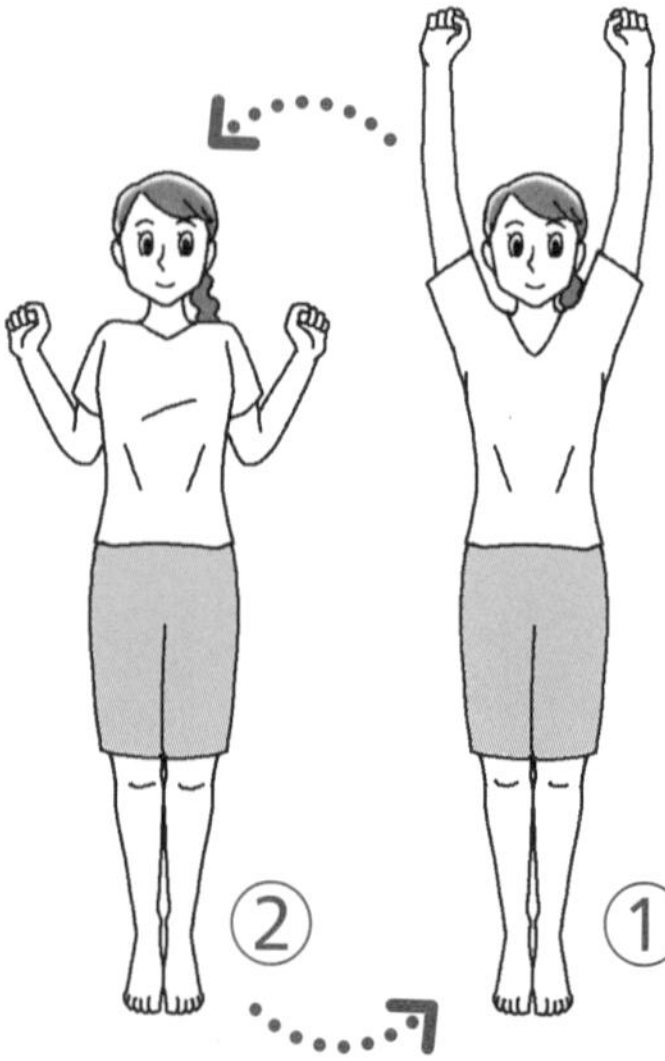

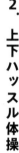

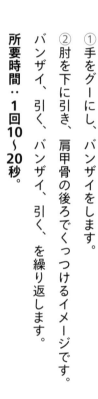

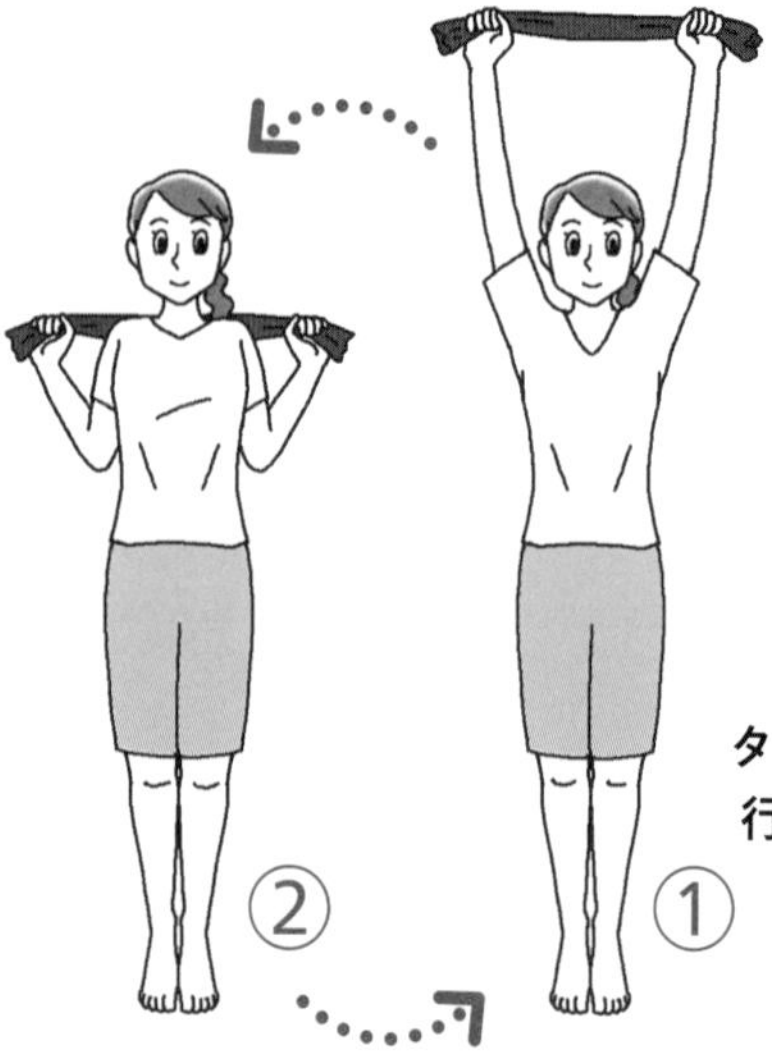

タオルや棒を持って行うと、やりやすくなります

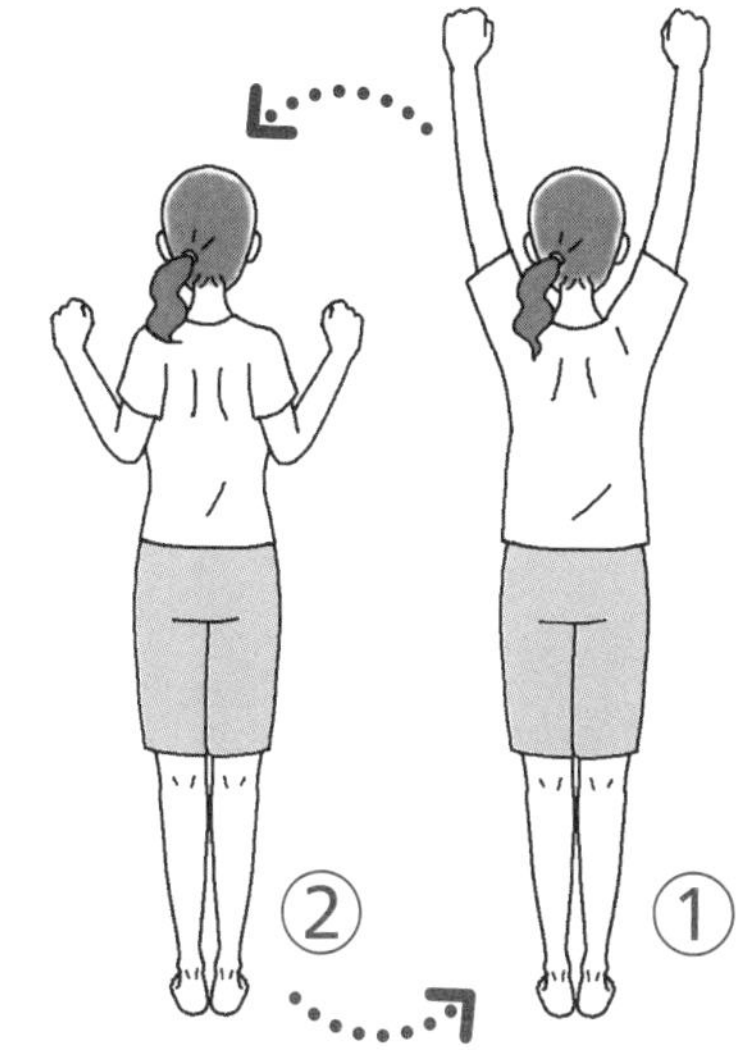
②
①

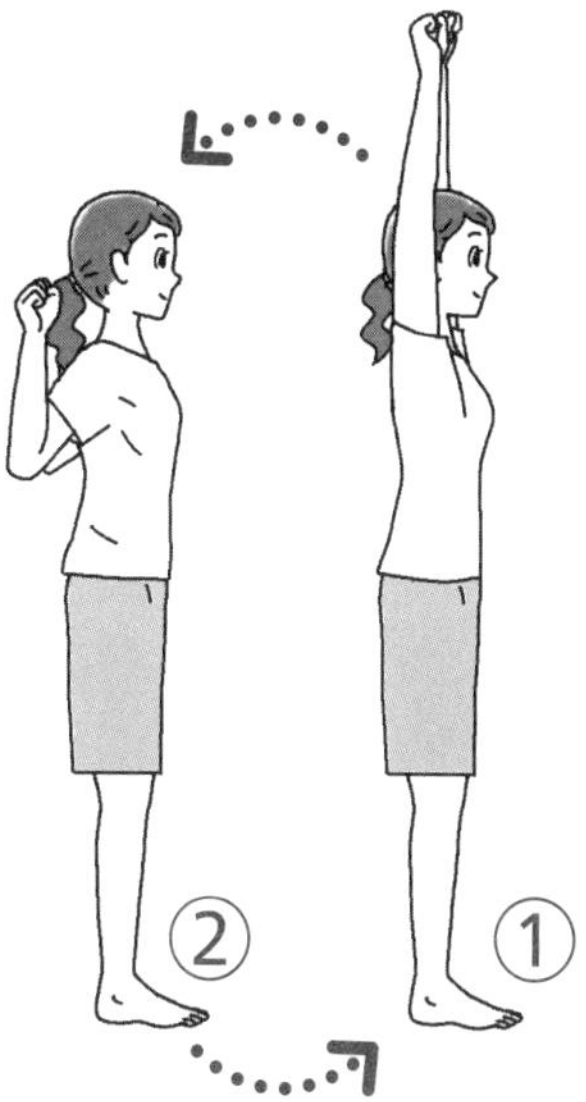
②
①

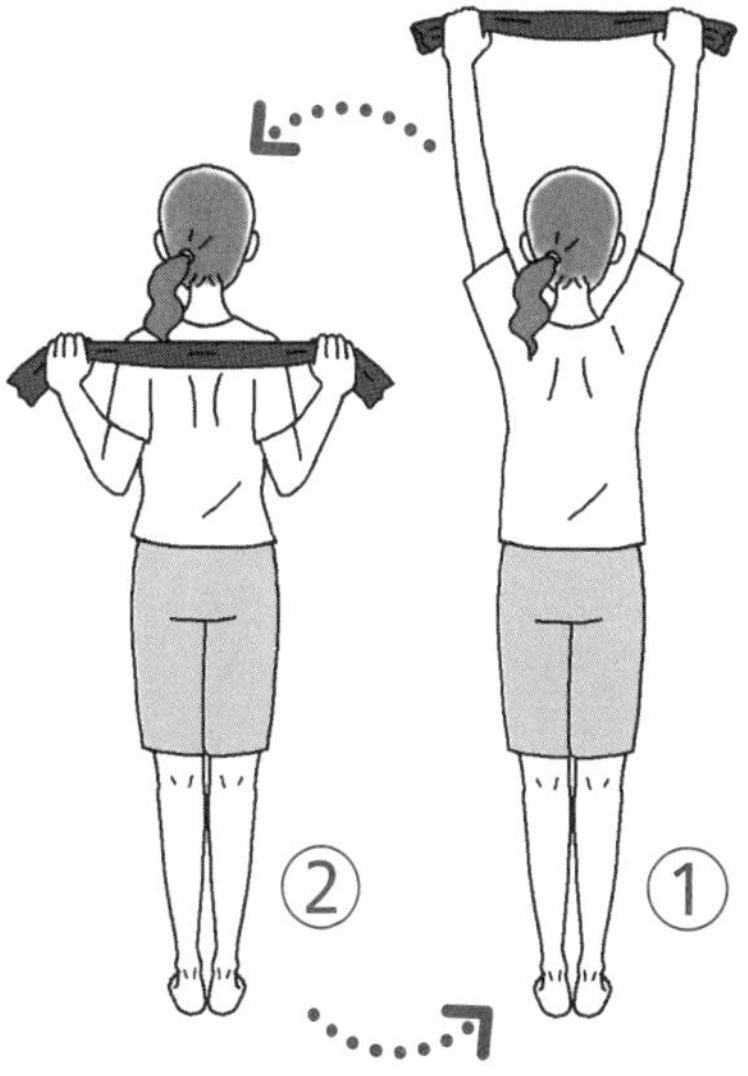
②
①

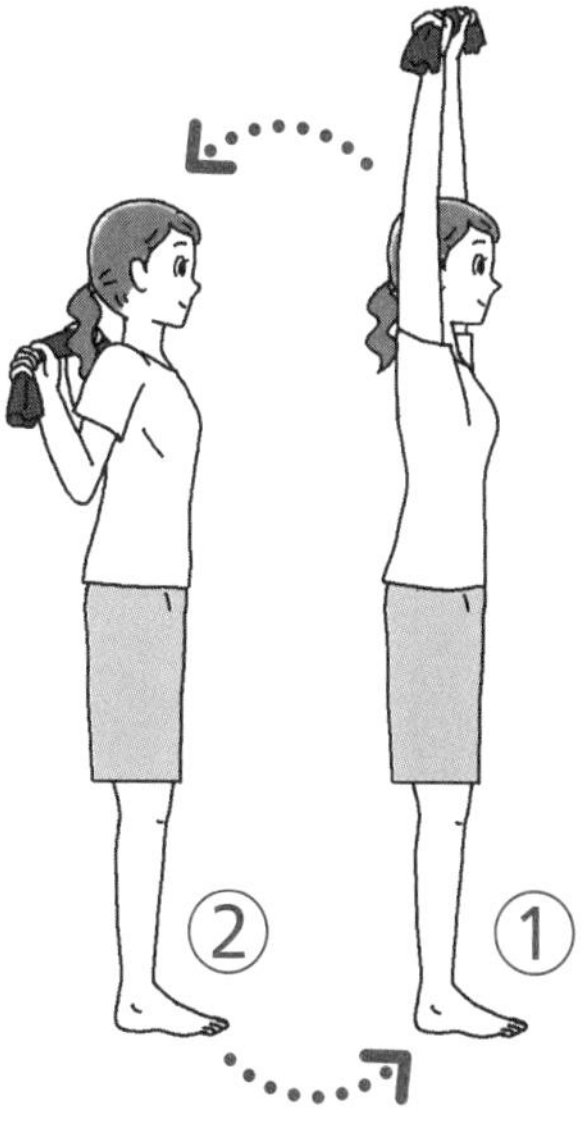
②
①

エクササイズ⑤
「骨盤ペコペコ体操」で骨盤を立たせる

「骨盤ペコペコ体操」は、前傾または後傾している骨盤を立たせる運動です。どの姿勢で行う場合も激しくしたり、腰を反らすと、腰を痛めますので、ご注意ください。

1. 骨盤ペコペコ体操（基本：座位）

あぐら、または椅子やベッドに座ります。
背筋を伸ばします。※腰が反らないように注意！
腰を前傾させ、背中を丸めます。
背筋を伸ばす、前傾、を繰り返します。

所要時間：１回5～10秒程度。

仕事中や電車で座っているときは、意識的に背筋を伸ばすだけでも効果的です。肩こりや疲れを感じたとき、背中が丸いと感じたときには積極的に伸ばしましょう。

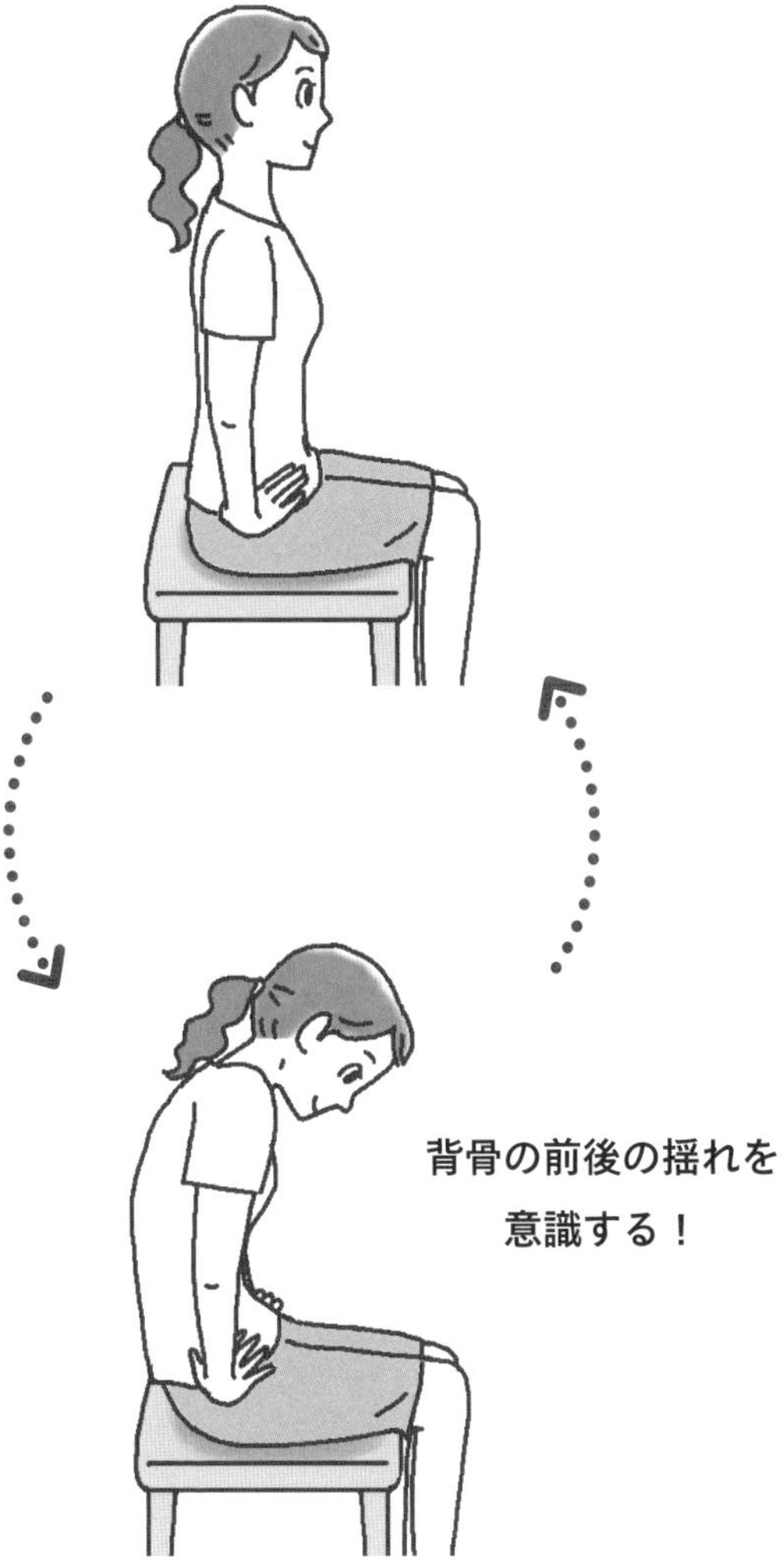

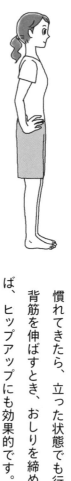

2. 骨盤ペコペコ体操（立位）

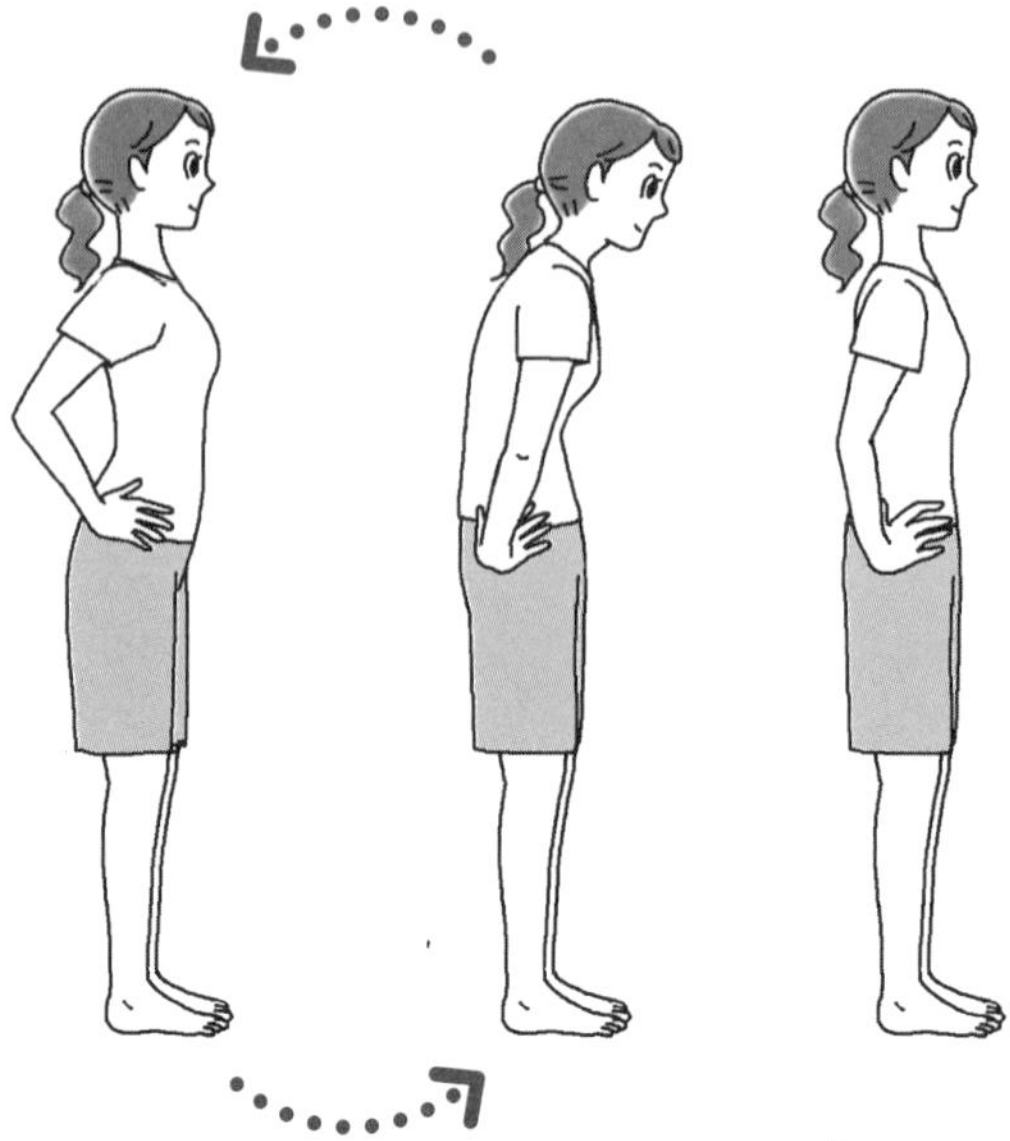

慣れてきたら、立った状態でも行いましょう。背筋を伸ばすとき、おしりを締めるように行えば、ヒップアップにも効果的です。

所要時間：1回5〜10秒程度。

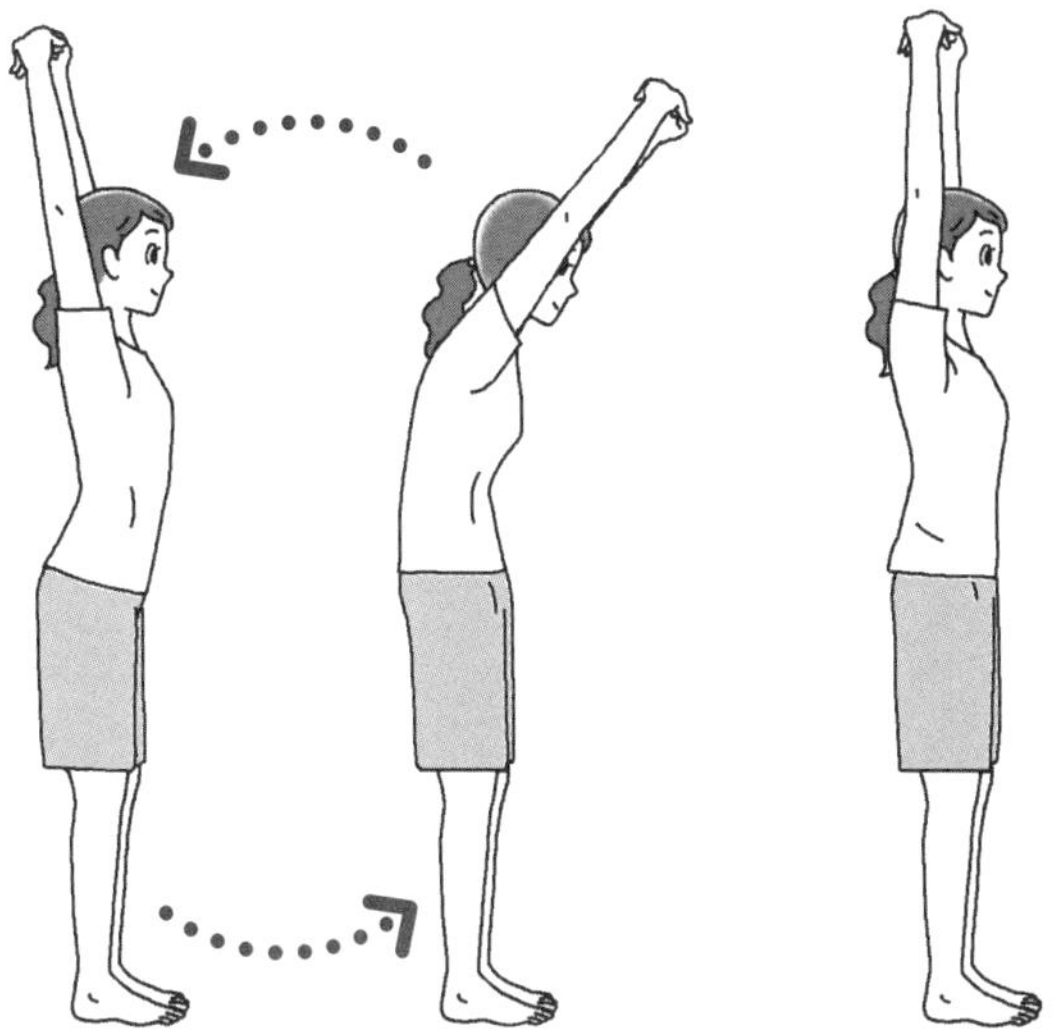

3. バンザイペコペコ体操

頭の上で手を組み、手の平を上に向け、前後にペコペコします。立ちながら、バサロ泳法（バタフライのキック）をするイメージです。

タオルや棒を持って行ってもかまいません。

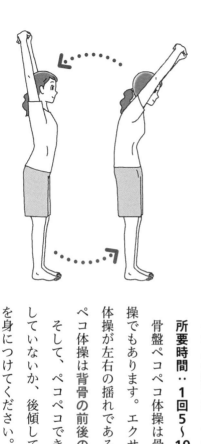

所要時間：1回5〜10秒程度。

骨盤ペコペコ体操は骨盤だけでなく、背骨の体操でもあります。エクササイズ②の背骨ゆらゆら体操が左右の揺れであるのに対し、この骨盤ペコペコ体操は**背骨の前後の揺れを意識**しましょう。

そして、ペコペコできないときも、骨盤が前傾していないか、後傾していないかを意識する習慣を身につけてください。

エクササイズ⑥
「手首ぶらぶら体操」で血流や神経の流れを良くする

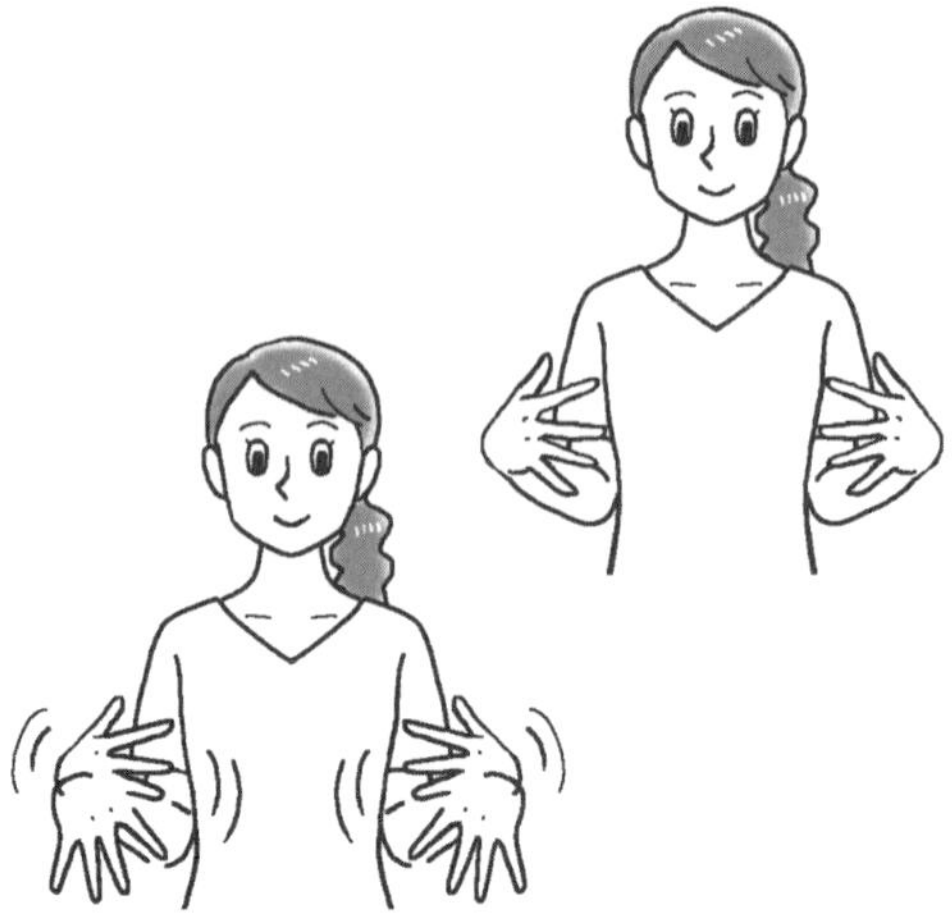

1. 手首ぶらぶら体操（基本編）

「手首ぶらぶら体操」は字のごとく、手をぶらぶらさせる、ただそれだけです（上のイラスト参照）。座ったままでもできますが、理想は両足を肩幅に開いた基本姿勢を取り、立ってやるほうが効果的です。

所要時間：5〜10秒程度。

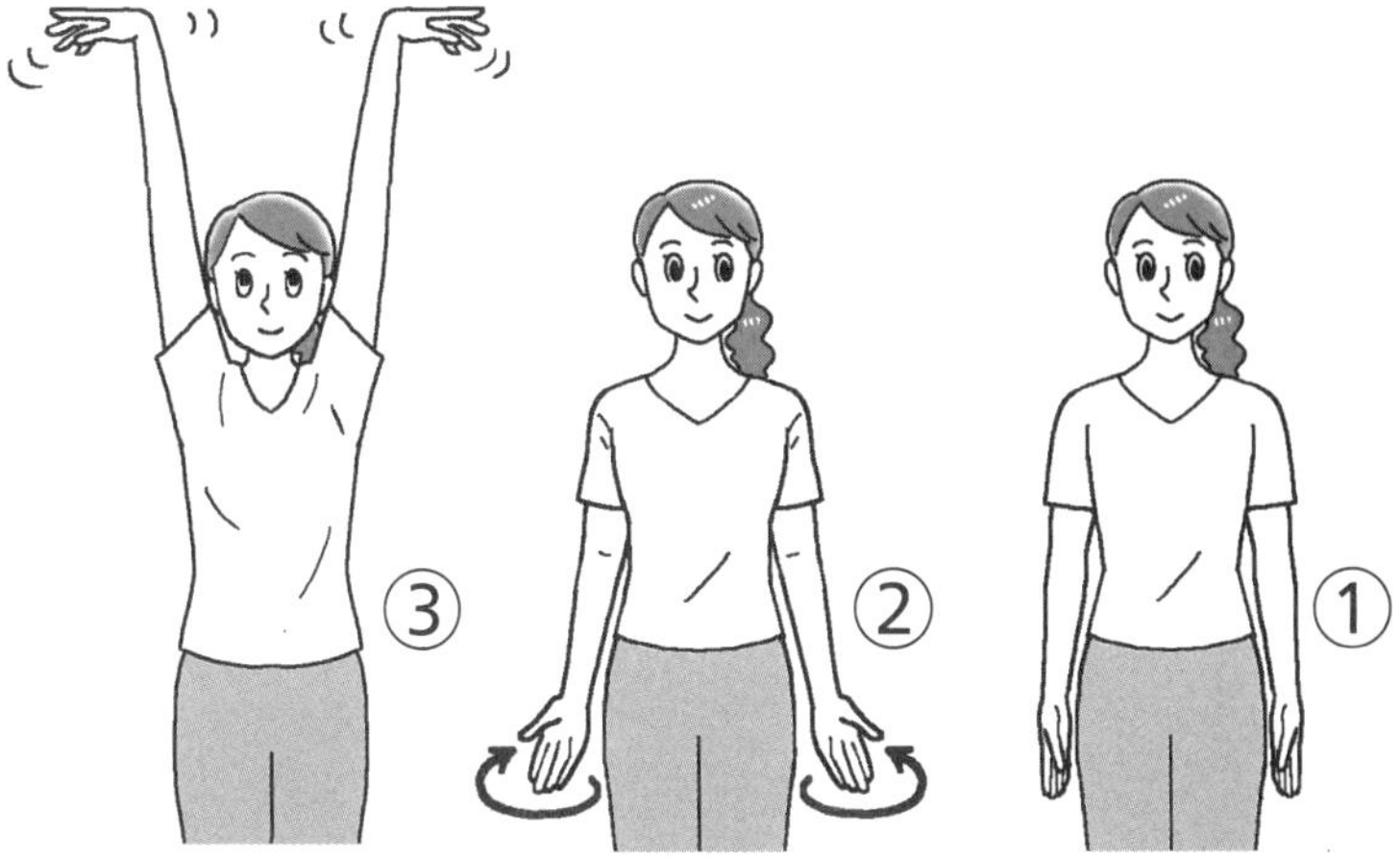

2. 手首ぶらぶら体操（応用編）

①両足を肩幅に開いた基本姿勢を取り、まっすぐ立ちます。

②まず、腕を下した状態でぶらぶら。手をぶらぶらさせながら、図のように腕を回旋させるとより効果的です。

③バンザイしてぶらぶらも効果的。

所要時間：各5〜10秒程度。

手をぶらぶらさせ、**止まった後に手がジーンとすればOK。**

手首をぶらぶらさせることで、腕全体の血流や神経の流れが良くなり、肩こり解消となります。

3. キョンシー&かかしスタイル

基本姿勢で慣れてきたら、応用編として、腕をキョンシーのように前に出した状態、腕をかかしのように横に水平に伸ばした状態でエクササイズ①のお尻ポンピングと同時に行うとより効果的です。

ポンピングの際は無理に手をぶらぶらさせず、ポンピングの反動で行う程度で十分です。

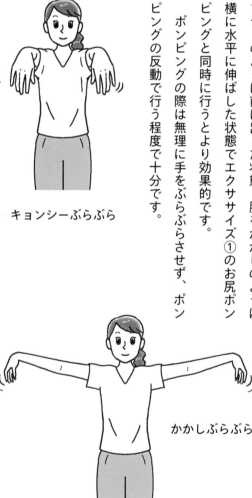

キョンシーぶらぶら

かかしぶらぶら

エクササイズ⑦「足首パタパタ体操」で筋肉の緊張を取る

「足首パタパタ体操」は字のごとく、足首をパタパタさせます。座ったままできるので、デスクワークをしながらでもすることが可能です。

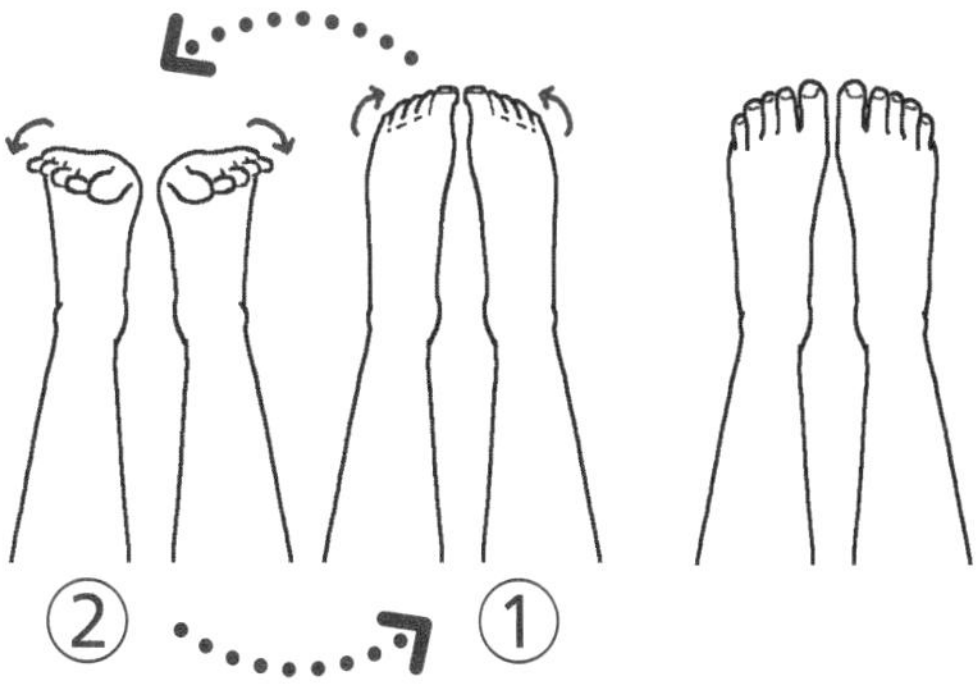

1. 足首パタパタ体操

①まず、両足の甲を伸ばす。
②次に、両足首を曲げます。
伸ばす、曲げる、を繰り返してパタパタさせます。
所要時間：5～10秒程度。

足首は、立っているときの土台です。

もしテーブルや椅子の脚の底が地面に対し水平になっていなかったら、テーブルや椅子は安定せずガタガタしますよね。

テーブルや椅子の脚が傾いていればガタガタするように、足首が歪んでいたら身体もガタガタするでしょうか？

足首が安定せず、身体が揺れている人はそうそういないと思います。

なぜなら人間の場合、傾きを脳が察知し、揺れることを制御してくれるからです。

しかし、これで良かったと思うなかれ。

脳が揺れないように制御しているということは、脳の命令により身体が揺れないように支えているということです。つまり、筋肉が緊張して身体を支えているということであり、「筋肉に余計な力がかかっている」ということです。

この**余計な筋肉の緊張が、肩などのこりとなる**のです。

余計な力がかかり身体が緊張しないよう、足首を安定させる必要があります。

そのため足首の疲れを取り、歪みを改善するため、足首のエクササイズが有効です。

足首の曲げ伸ばしは、足首の歪みの改善に加えて、「**ふくらはぎ**」**を動かす**目的もあります。

「足は第二の心臓」と言われています。この「足」とは、踝より下の部分、あるいは足の裏と思われている方もいますが、ここでは「ふくらはぎ」のことを指します。

ふくらはぎは見てわかるとおり、ポンプの形をしています。

身体を巡っている血液や水分は重力により下には来やすいですが、ふくらはぎがしっかり働かないと、上に戻ることはできません。

心臓は起きているときはもちろん、寝ているときでさえ勝手に動いてくれますが、ふくらはぎは意図的に使ってあげないと働いてくれません。

交通の便が良くなり、デスクワークが多くなった昨今、歩くことが減っているため、ふくらはぎを使う機会が減っています。夕方に脚がむくみやすいのはこのためです。

ですから、**意図的に足首を曲げ伸ばしし、ふくらはぎを使うことが肩こり改善となる**のです。

2. 足首くるくる体操

パタパタだけでなく、くるくる回すことも足首ケアに有効です。

所要時間：5〜10秒程度。

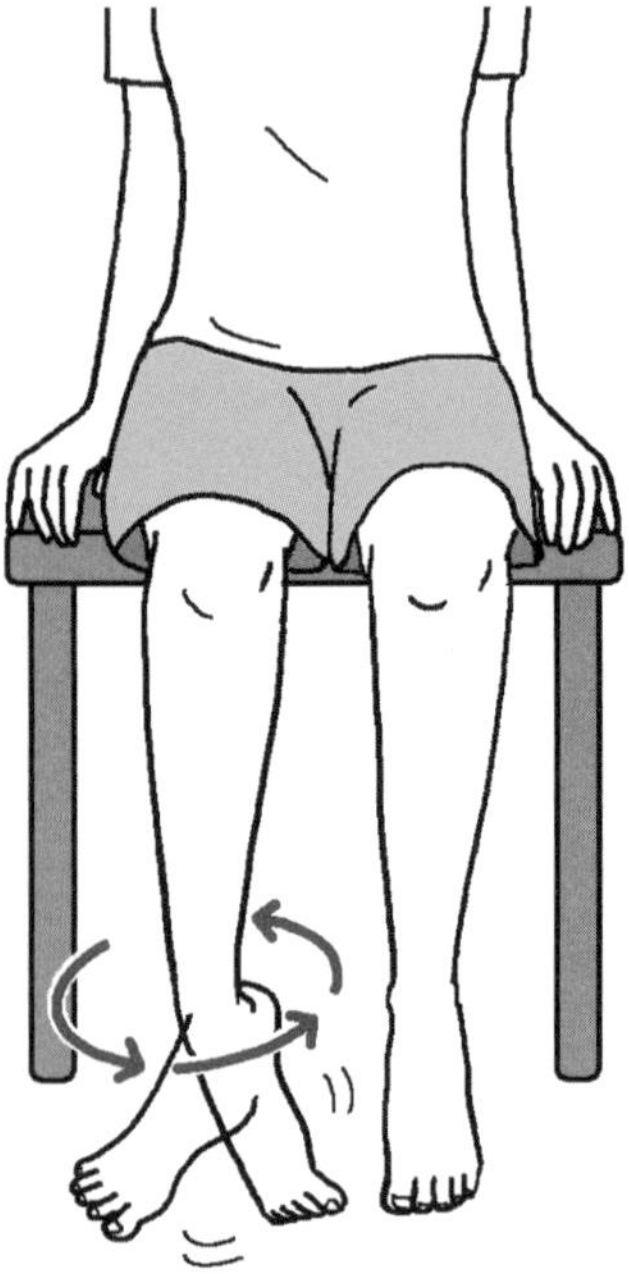

3. 足首バタバタ体操

仰向けに寝て、バタ足をするのも効果的です。
お風呂の湯船で行うと水圧がかかり、いい運動になります。
所要時間：5〜10秒程度。

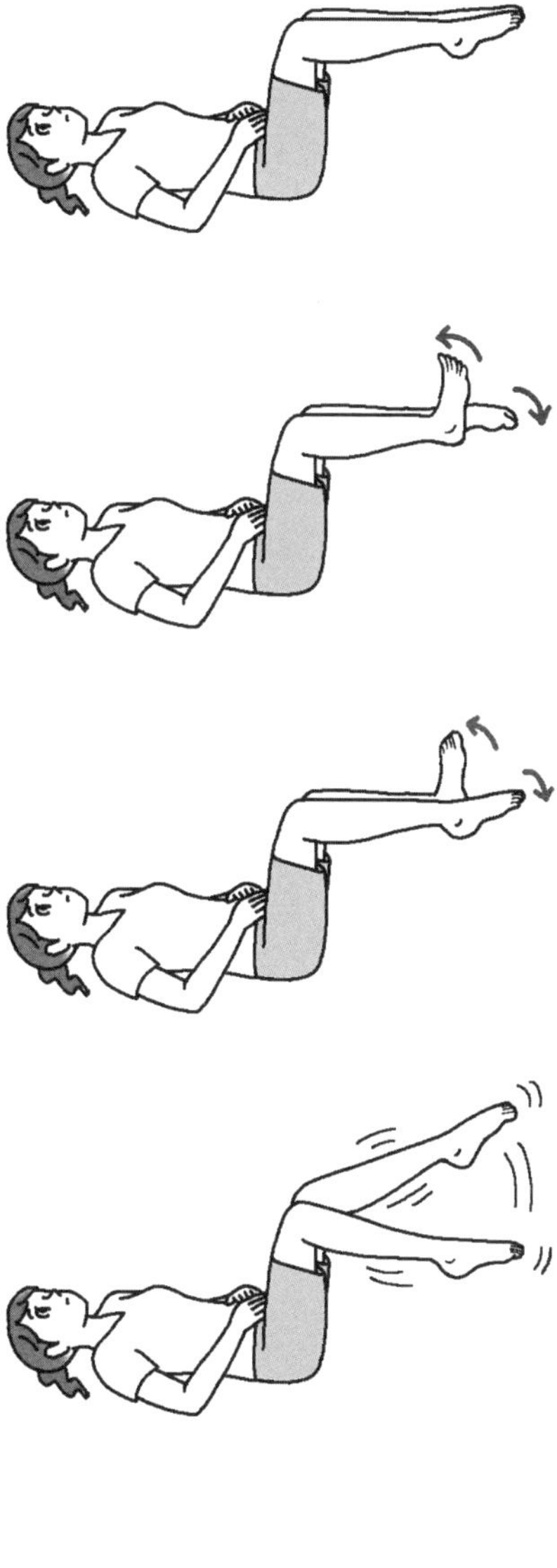

コラム

ネックレス

ネックレスをする女性も多いと思います。

最近では男性がしていてもなんら不思議はありません。


オシャレの一部ですから、していただいてかまわないのですが、肩こりの原因の一部にもなりますので、肩こりがひどい人は気をつける必要があります。

最近では肩こりに効く！ みたいなものもあります。それで効果があるのであれば、していただいてかまわないのですが、おもりをつけることには変わりませんので、肩こりが悪化していないか確認しながらご使用ください。


ロングヘアーの人は、髪の重さで肩がこる場合もあります。

私事ですが、髪が伸びてくると頭痛や頭重《ずじゅう》がします。

髪を切ってもらうと頭痛や頭重も消え、首や肩が軽くなります。

若かりし頃、ロン毛に憧れ髪を伸ばそうと試みましたが、頭痛・頭重に悩まされ、断念しました。

ロングヘアーで肩こりがある場合は、髪を切るのも一つの方法です。

第4章

「生活習慣」を見直せば、肩こりは消える

副作用ナシで肩こりが消える「笠原式」

この章では、**「7つの肩こり改善エクササイズ」**を、どのように生活習慣に加えていくか、エクササイズの解説を交えながら、ご紹介していきます。

私の提案する「7つの肩こり改善エクササイズ」は、自然治癒力や自己免疫力を最大限に高めるよう工夫されています。

そのため、やればやるほど肩こりは消え、身体全体の調子も良くなります。

肩こりが辛くて治療院を訪れたのに、いつしか肩こりが起きないために訪れるようになるのはそのためです。

肩こりは全身から診て、背骨から施術します。

肩こりを消すことは、全身の不調を改善することと同じなのです。

当院を訪れた患者さんでは、肩こりだけでなく、頭痛、首痛、四十肩、五十肩、腰痛、ヘルニア、脊柱管狭窄症《せきちゅうかんきょうさくしょう》、すべり症、膝痛、眼精疲労、耳鳴り、難聴、顎関節痛、顔のむくみ、脚のむくみ、便秘、下痢、生理痛、不妊症、パニック障害、うつ病などにおいて改善が見られています。

自分で決めたペースで行うのもいいですし、できるときにたくさんやってみるのもかまいません。

多く行ったからといって、副作用や反作用はゼロです。

起きているときはもちろん、寝ているときでさえ、無意識に肩に力が加わりますから、疲れを感じたときや気分転換に、気軽に取り入れてみてください。

ただし、何度も言いますが、**続けることが最大のポイント**です。

朝起きたら顔を洗う、食後に歯を磨く、寝る前にお風呂に入る、などと同じように、生活の一部として自然に取り組むことができたら最高です。

私は、毎朝、起き上がると、あぐらで背骨ゆらゆらをして身体を目覚めさせ、空き時間にはお尻ポンピング体操や肩甲骨ハッスル体操を行い、座っているときは骨盤ペコペコで骨盤を立てるよう意識したり、お風呂で足首バタバタをしたりしています。

「お尻ポンピング体操」と「背骨ゆらゆら体操」で、肩こりは消える

特に続けてほしいのが、「**お尻ポンピング体操**」と「**背骨ゆらゆら体操**」です。

お尻ポンピング体操も、背骨ゆらゆら体操も、背骨の歪みを改善します。

背骨は1本の骨ではなく、骨と骨の間に椎間板というクッションの役割をする部分があります。この**椎間板が硬くなると背骨の動きが悪くなり、まわりの筋肉の緊張、血管や神経などの圧迫などが起こり、肩こりは起こります。**

お尻ポンピング体操で背骨を上下に、背骨ゆらゆら体操で背骨を左右に動かすことで、硬くなった椎間板を柔軟にし、「しなり」をつくります。背骨にしなりができると、背骨のまわりの筋肉、血管、神経の負担が減り、正常に機能するようになります。

お尻ポンピング体操はトイレに立ったときや信号待ちなど、背骨ゆらゆら体操は寝起きやデスクワークのひとときなど、場所を選ばず、いつでも気軽に行うことができます。

私もパソコン仕事が続くと肩こりを感じるため、トイレに行くついでや、行き詰ったときにはお尻ポンピング体操や背骨ゆらゆら体操をしています。

「トレーニングしなきゃ」

「エクササイズしなきゃ」

など、〝やらなければいけない〟という義務感だと負担になり長続きしません。

ちょっとしたスキマ時間を見つけて、楽しみながら実践してみてください。

自律神経の働きを高める「呼吸法」

「7つの肩こり改善エクササイズ」でも自律神経の働きを高めることは可能ですが、合わせて行いたいのが「**深呼吸**」です。

肩こりをはじめ、疲労が溜まれば溜まるほど、呼吸は浅くなり、酸欠になります。ですから、意識的に深呼吸を行うことはとても大切です。

「深呼吸をしましょう！」と言うと、多くの方は大きく空気を吸い込みますが、「呼吸」という字を見てください。

「呼」が先、「吸」が後です。「呼」とは、吐くという意味です。電車も降りる人が先、乗る人が後ですよね。

つまり、**深呼吸をする際は、まず肺に残っている空気を吐き出します**。口を尖らせ、糸を出すように、ゆっくり吐きます。

「もうこれ以上吐けない」という限界まで吐き出したら、今度はゆっくり鼻から吸い込みましょう。できる限りゆっくり行うのがポイントです。

また背筋を伸ばし、姿勢を正しくして行うことも大事です。時間をかけてやればやるほど自律神経の働きは高まります。

呼吸は普段、無意識で行っていますが、無呼吸症候群といって無意識に止めている場合もあります。

日中に眠くなる人は無呼吸症候群の可能性もあるので、要注意です。

また、呼吸を高めるためには、ジョギングや縄跳びなどの有酸素運動も有効です。

呼吸を意識的に行い、自律神経を整えましょう。

「姿勢」が良くなれば、肩こりは消える

肩こりの原因の一つは「姿勢」です。

第1章でお話ししたように、現代人は横から見たときに、首が前に出ている方が非常に多いのです。

しかし、そのことを自覚している人はほとんどいません。

座り姿勢で背中が丸くなると、呼吸は浅くなり、胃腸の動きも悪くなります。

身長を測るときのように、壁に踵と背中をつけてみてください。

頭まで自然と壁につけば問題ありませんが、壁に頭をつけると姿勢が苦しくなるなら要注意です。

姿勢が悪いのは大人だけではありません。子どもの姿勢が悪いことに悩む親御さん

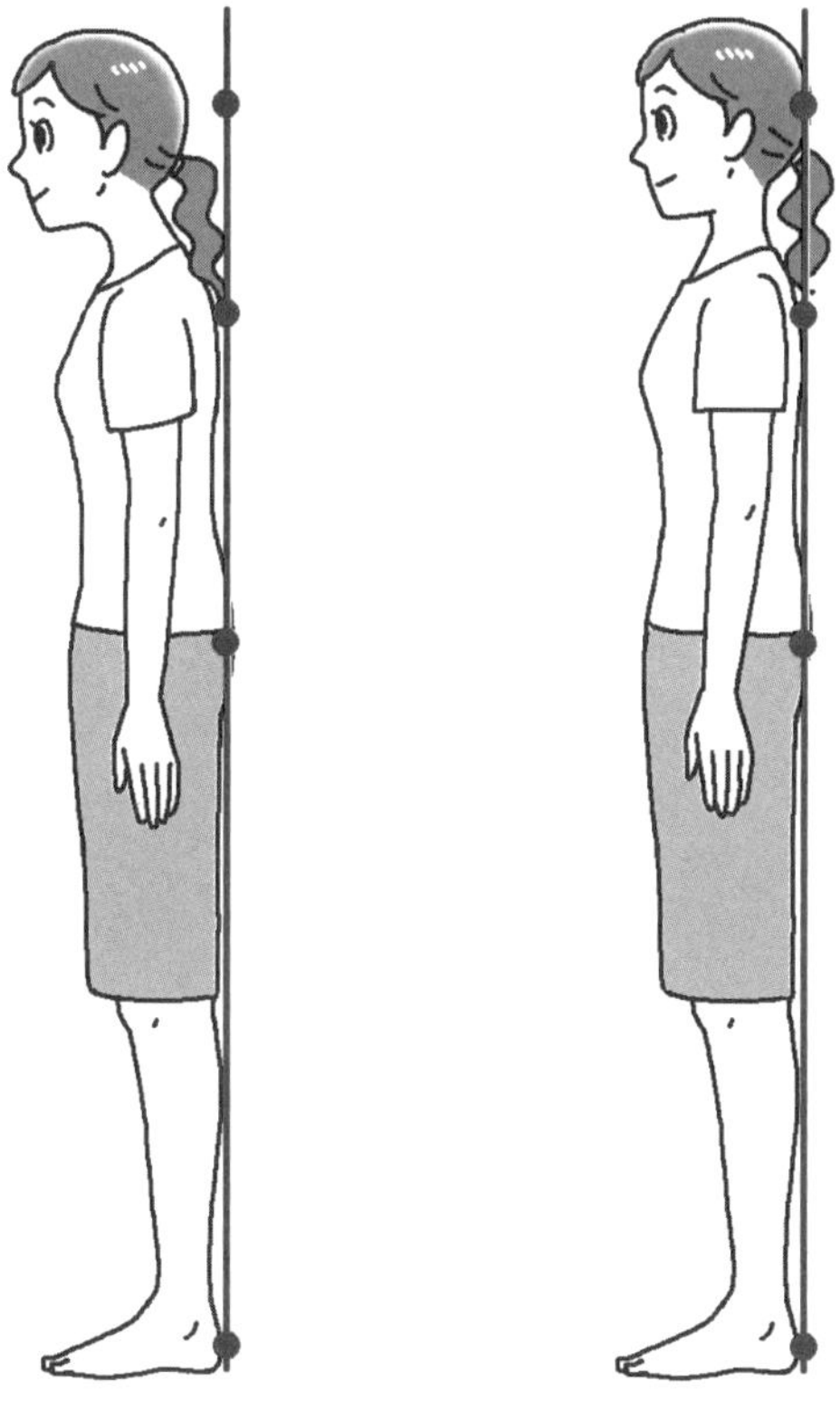

首が前に出ている姿勢　×

正常な姿勢　○

も増えています。第1章で紹介したまみちゃんが私の治療院にやってきたのも、肩こりではなく猫背のためでした。娘の猫背を心配したお父さんが当院を見つけて連絡してきたのです。

子どもの姿勢が悪くなるのは、ゲームやタブレットの見すぎもありますが、ランドセルの重さや、外で遊ぶ機会が減ってきているのも要因の一つです。

まみちゃんは、週1回の整体と自宅でエクササイズを行うことで、姿勢が良くなり、肩こりも改善しています。

姿勢が良くなれば、肩こりが消えるだけでなく、身体や脳の発達にも好影響を与えてくれます。

姿勢を良くして肩こりを消すもう一つの方法が、「**鎖骨まわりのツボ押し**」です。

鎖骨の上や下のツボを刺激することで、こわばった筋肉をほぐし、内巻きになった肩を正常な位置に戻し、肩や肩甲骨に繋がった筋肉の緊張をほぐします。

ツボの正確な位置にこだわる必要はありません。ツボの位置と思われる周辺を人差し指と中指の腹で探り、一番効く箇所、気持ちいい箇所で指を止めて軽く圧をかけな

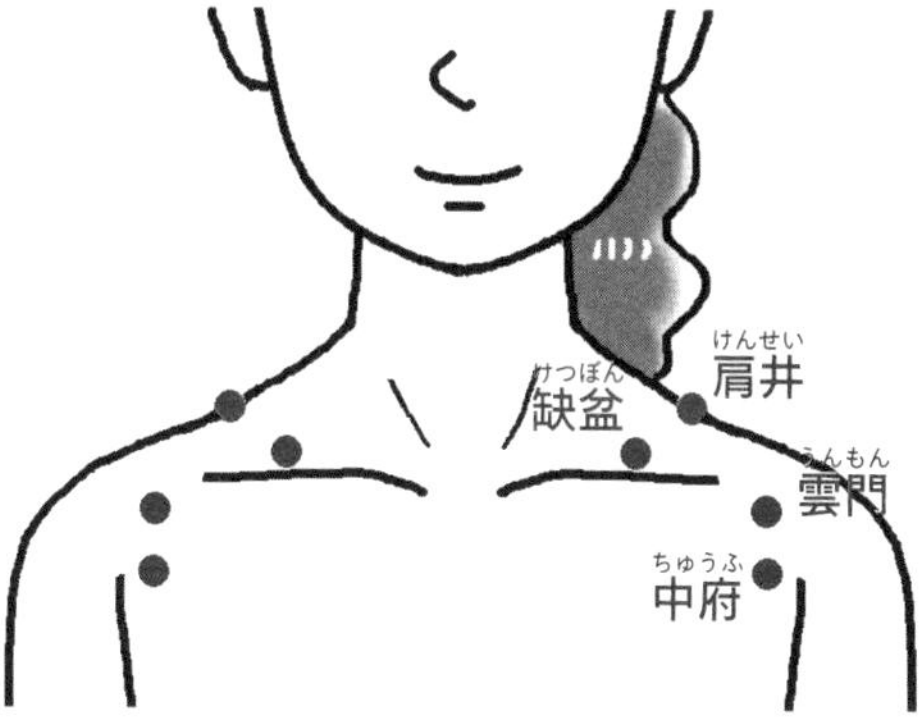

首まわりの主なツボ

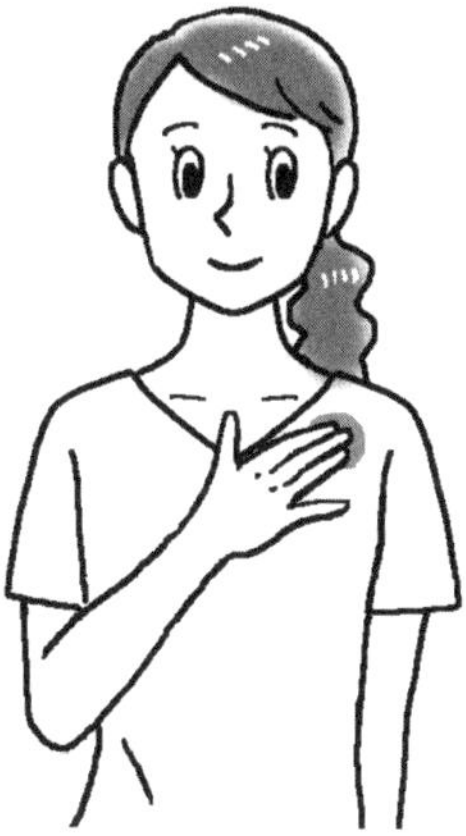

ツボの押し方

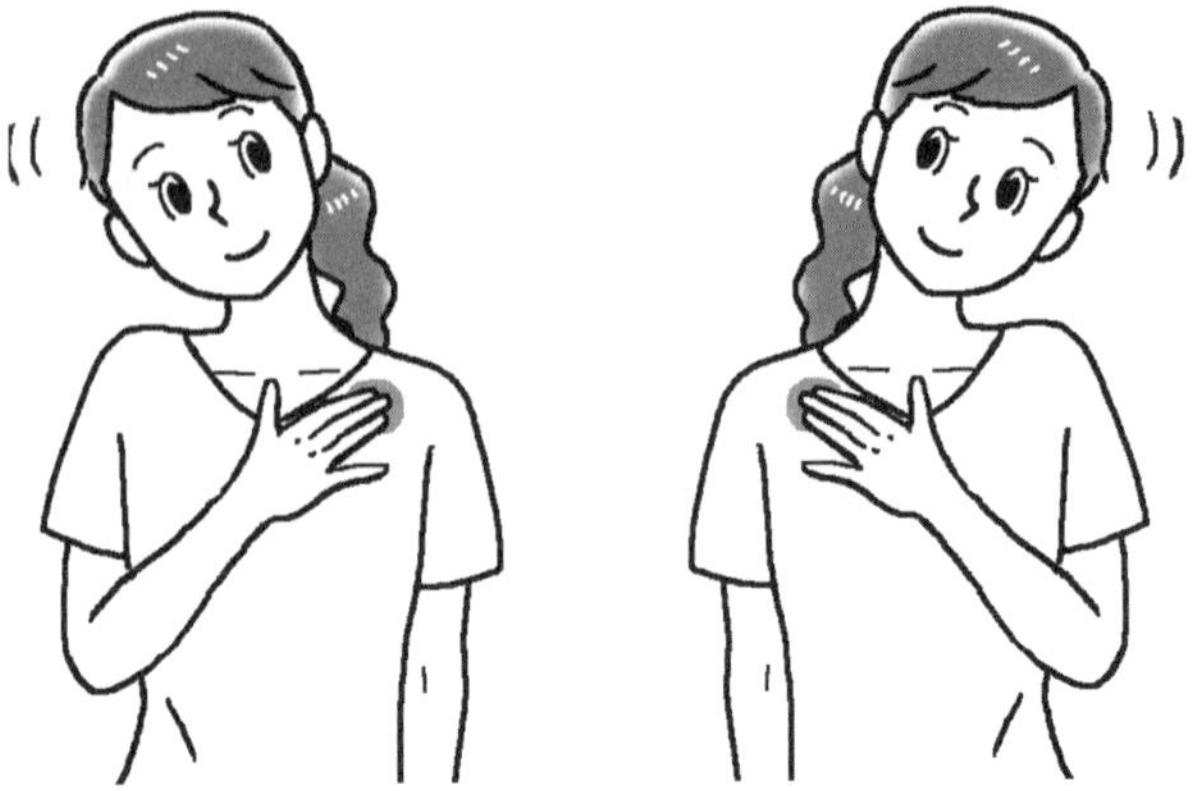

首コロコロをしながら…

がら前後、左右に軽く揺らします。

また、ツボを押さえながら、首コロコロや（片側ずつにはなりますが）肩甲骨ハッスル、肘まわしをするのも効果的です。

エクササイズを継続してキレイな姿勢を手に入れ、肩こりを消しましょう。

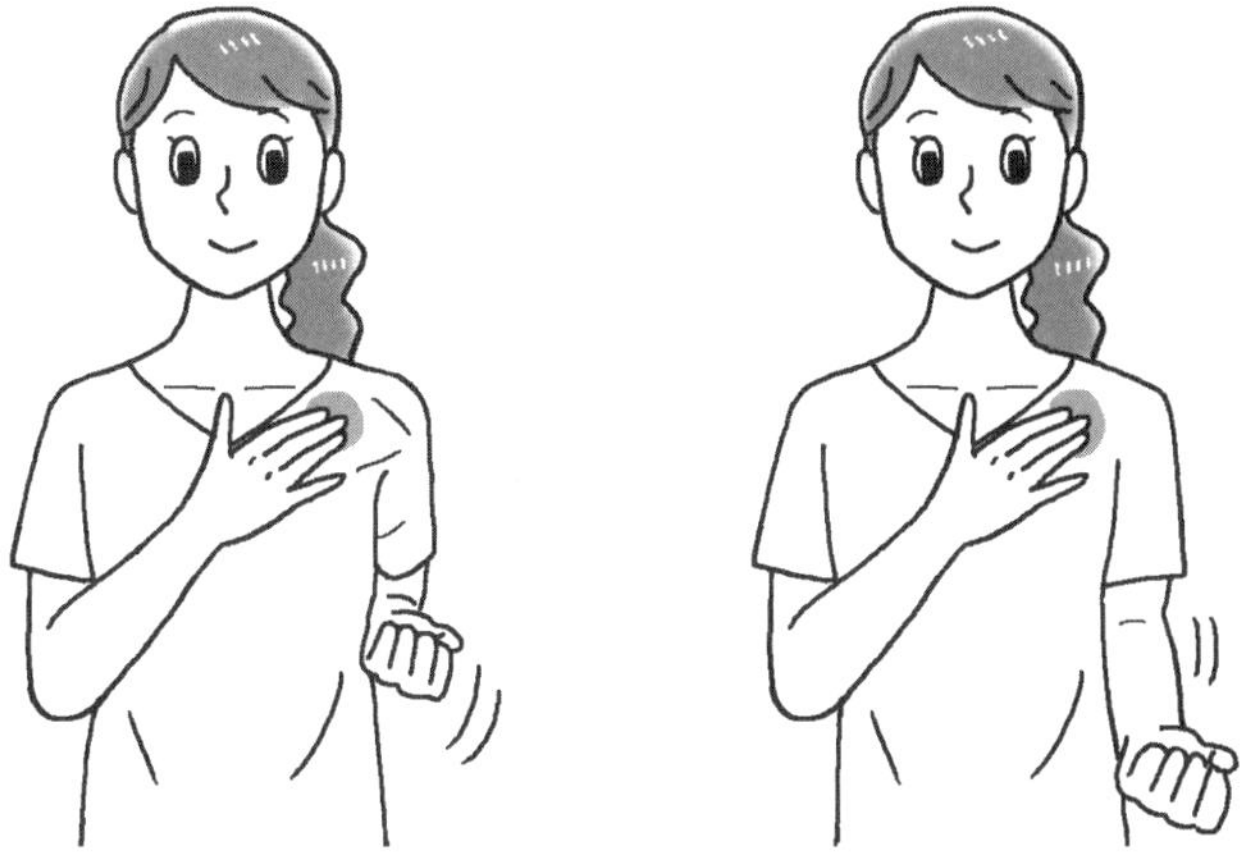

肩甲骨ハッスルをしながら…

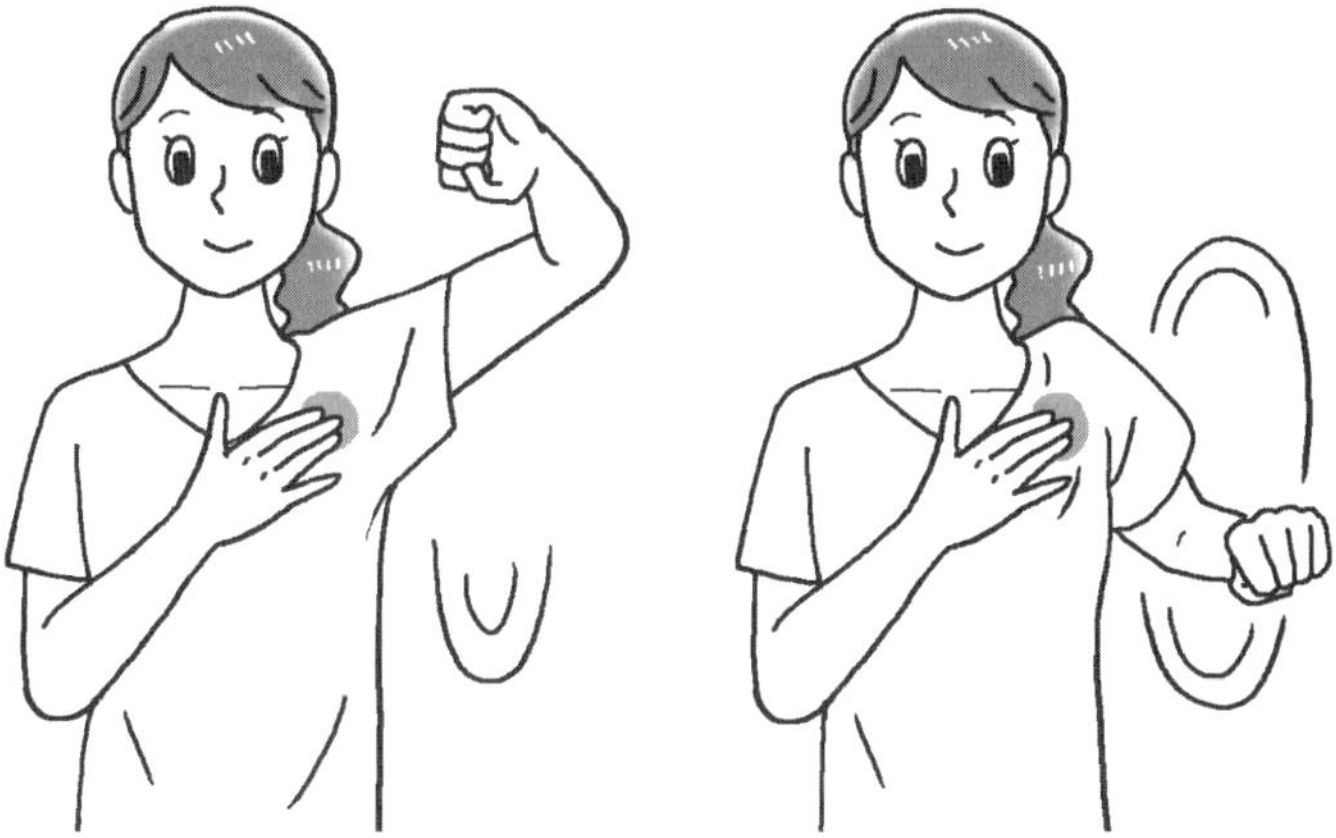

肘まわしをしながら…

硬くなった「内臓」をほぐすと、肩こりが消える

さらに、肩こりの原因の一つとなっているのが「**内臓の疲れ**」です。

特に、「**胃腸の疲れ**」**により、背中が硬くなり、肩こりに発展します。**

内臓は内臓筋という筋肉に覆われています。この内臓筋が硬くなることで、内臓の動きも悪くなり、酸欠にもなります。

「**お尻ポンピング体操**」は、背骨の歪みの改善となる他、内臓にも効果的です。上下にポンピングすることにより、内臓筋も緩みやすくなり、内臓が活動的になることで、血流も良くなり、筋肉の緊張もほぐれ、結果的に肩こりも消えていきます。

硬くなった胃腸を外から刺激できるもう一つの方法が、「**お腹のツボ押し**」です。

お腹の主なツボ

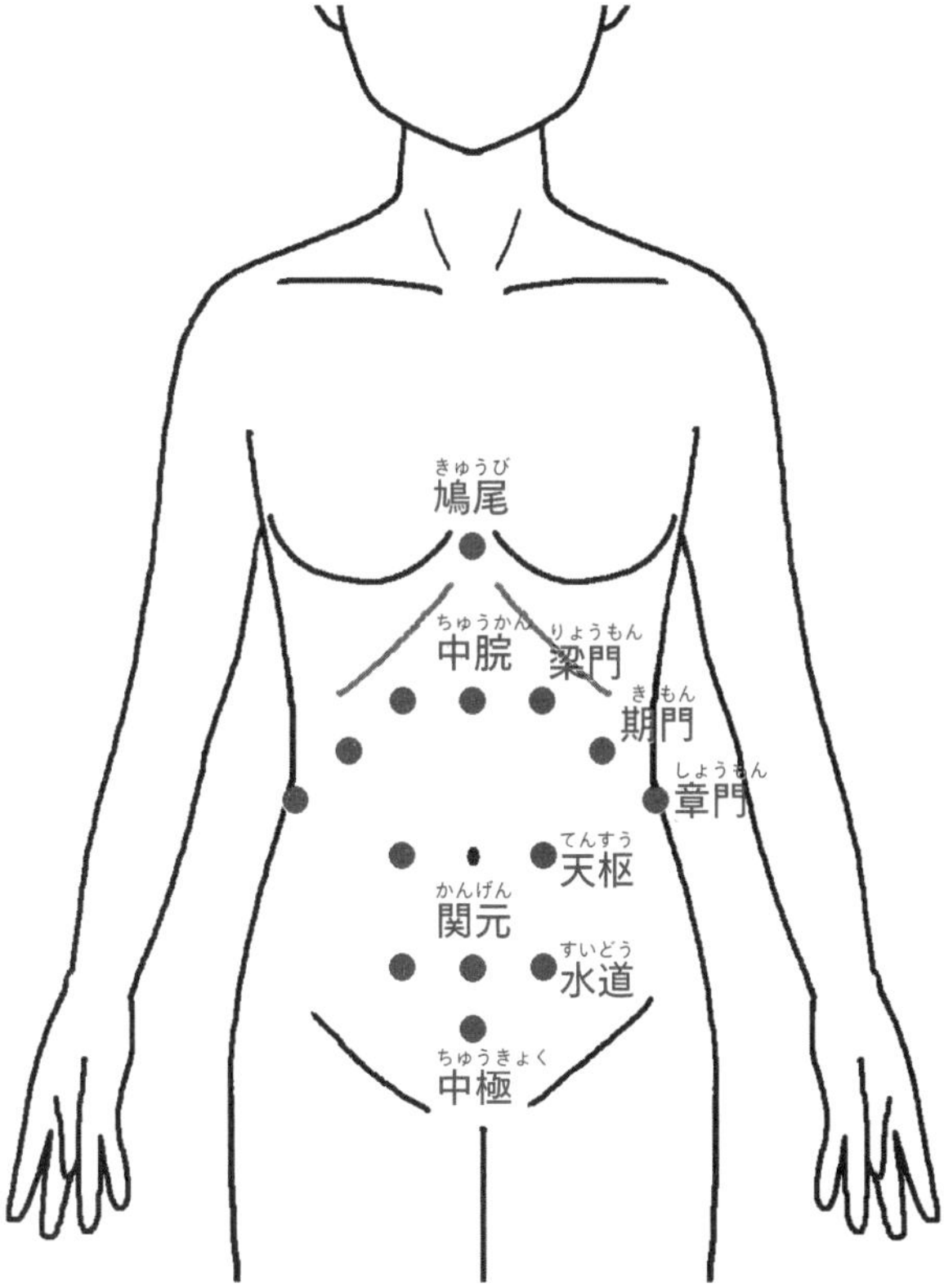

※鳩尾（みぞおち）は、ツボ名では「きゅうび」と読みます

お腹のツボを刺激することで、こわばった胃腸をほぐし、内臓全体の機能をアップさせ、全身の血流を促して、酸素を行き渡らせます。

東洋医学では「腹診《ふくしん》」と言って、お腹の調子で全身の状態を調べることができます。お腹が硬いのは筋肉があるからだと思われるかもしれませんが、筋肉がある硬さと、お腹が張って硬いのは別物です。

私は治療の際、お腹の硬さを確認しますが、押されてはじめてお腹が張っていることに気づく方がほとんどです。

「お腹のツボ押し」はまず、鳩尾《みぞおち》とお臍《へそ》のちょうど真ん中にある「中脘《ちゅうかん》」を押します。親指または中指の腹でゆっくり圧をかけ、気持ちいいレベルまで押し込み、3秒くらい止めてゆっくり離します。

次いでお臍の両脇親指2本分にある「天枢《てんすう》」、臍下親指3本分下にある「関元《かんげん》」、臍下親指4本分下にある「中極《ちゅうきょく》」、関元の両脇親指2本分にある「水道《すいどう》」、中脘《ちゅうかん》の両脇親指2本分にある「梁門《りょうもん》」を押します。

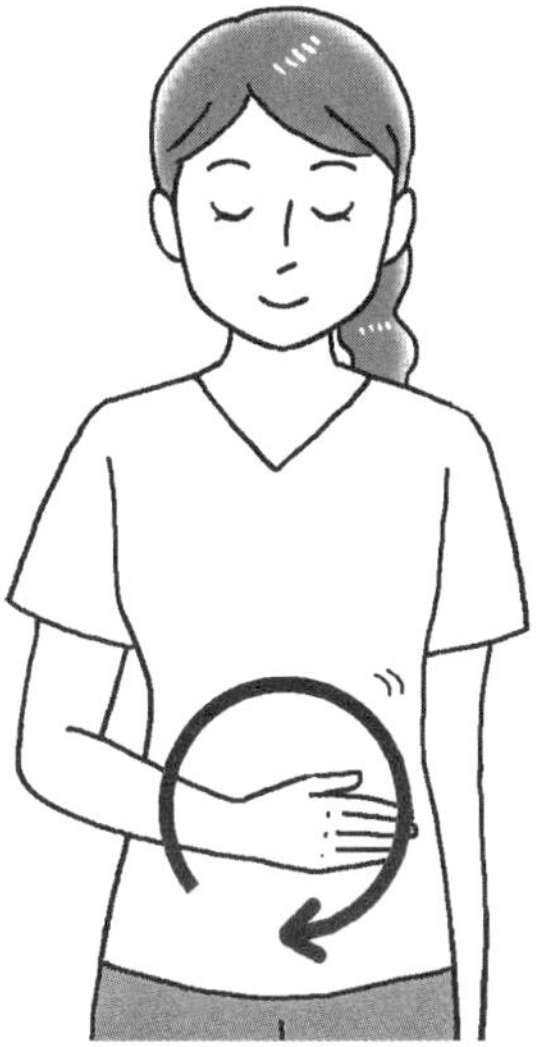

後はお腹全体を押してみて、張っていると
ころ、効くところ、気持ちいいところを押し
ていきましょう。
ツボ押しの後、最後にお臍まわりを右回り
で擦《さす》ると便通の改善にも役立ちます（上のイ
ラスト参照）。また、掌《てのひら》でお腹を触り、冷えた
ところがあれば、掌の中心にくるように当て、
温めてあげるのも効果的です。

この「お腹のツボ押し」は、１日何回やっ
てもかまいません。
ただし、食後は胃腸が消化活動を行ってい
るので、１時間は避けてください。食前、食
間、寝る前などに行うことをお勧めします。
内臓を整えて肩こりを消しましょう。

「腕」を軽くすれば、肩こりが消える

また、肩こりの原因の一つは「**腕の重さ**」です。

パソコン作業、家事、車や自転車の運転、食事など、日常生活において手や腕は必然的に使います。肩こりや腰痛などに比べれば感じにくいのですが、腕も相当疲れています。

四十肩や五十肩になると治るまで半年から1年かかるのは、腕が重りとして存在するからです。これは肩こりにも同じことが言えます。**腕が疲れれば重くなり、肩の負担になり、肩こりは悪化します。**

腕を軽くするために、第3章でご紹介したエクササイズ⑥の手首ぶらぶら体操が有効ですが、もう一つ「**腕揉み**」も有効です。

私が開業前、勤めていた治療院に肩こりでお越しだった男性（小田原さん・仮名・

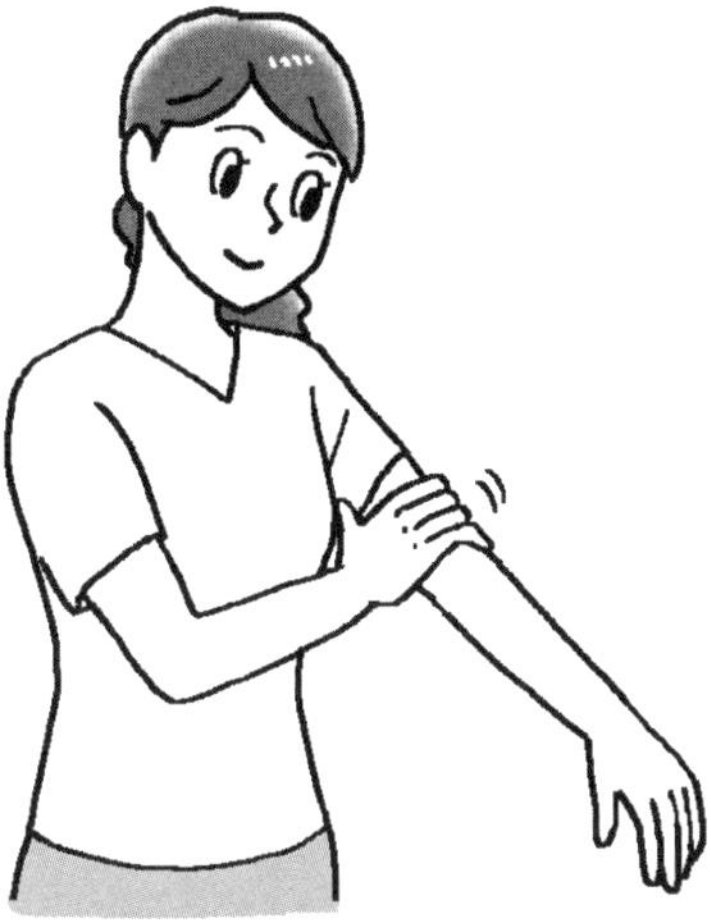

腕揉み

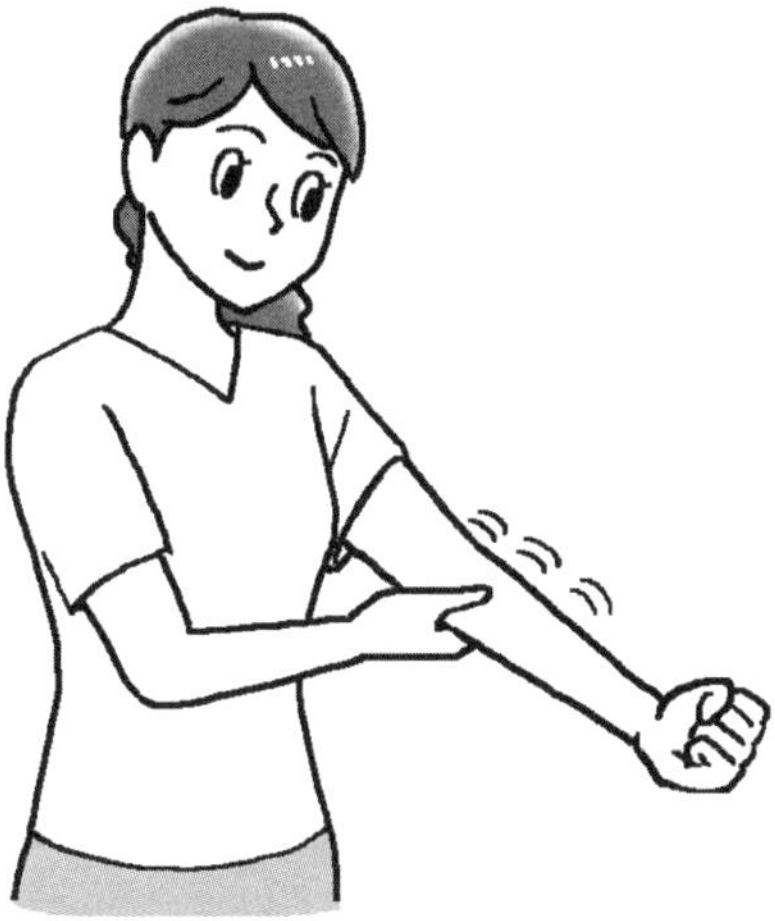

腕のツボを押す

50代）は、肩こりを訴えるものの肩の表面は柔らかく、一見そんなにこっていないようにも思える方でした。

しかし、腕はパンパンに張っており、腕を念入りに施術すると腕が軽くなり、同時に肩こりも楽になるとおっしゃっていました。

腕は自分でも揉むことができますので、腕を酷使している方は手首ぶらぶら体操と念入りに揉むことをお勧めします。

親指を脇の下に差し込み、四指で腕を包み込むようにして、二の腕から手首まで腕全体を揉みほぐします（137ページ上のイラスト参照）。

ツボ押しで特にお勧めなのが、肘を曲げたときにできるシワの先端にある「**曲池**《きょくち》」です（次ページイラスト参照）。親指で3〜5秒ゆっくり押し込みましょう。曲池を押しながら、首コロコロ体操も加えるとさらに効果的です。

その他にも腕にはツボがたくさん存在しますので、気持ちいい箇所、効く箇所を中心に全体を揉みほぐして肩こりを消しましょう。

腕の主なツボ

※ツボは
左右対称に
あります

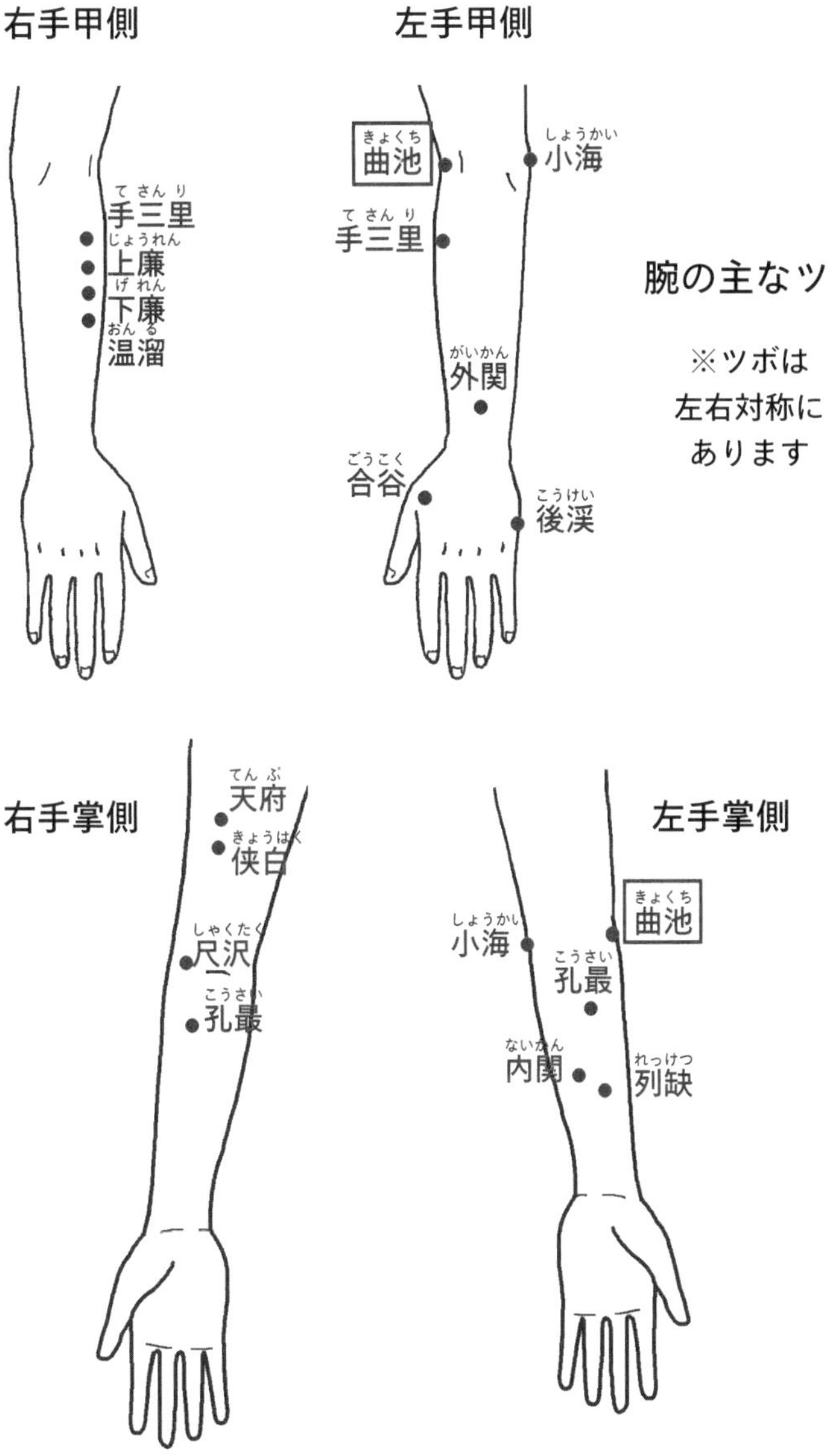

「足首」を安定させれば、肩こりが消える

そして、肩こりの原因のもう一つは「**足首の歪み**」です。

第3章でもお話ししたように、足首を安定させるために、エクササイズ⑦の足首パタパタ体操、足首くるくる体操、足首バタバタ体操で足首をよく動かすことが効果的です。

さらに、足首を安定させるために、「**足のツボ押し**」も有効です。

足ツボと聞くと、足の裏にたくさんツボがあると想像されている方も多くいらっしゃいますが、じつはＷＨＯ（世界保健機構）が認定する足の裏のツボは1個しかありません。

足の主なツボ

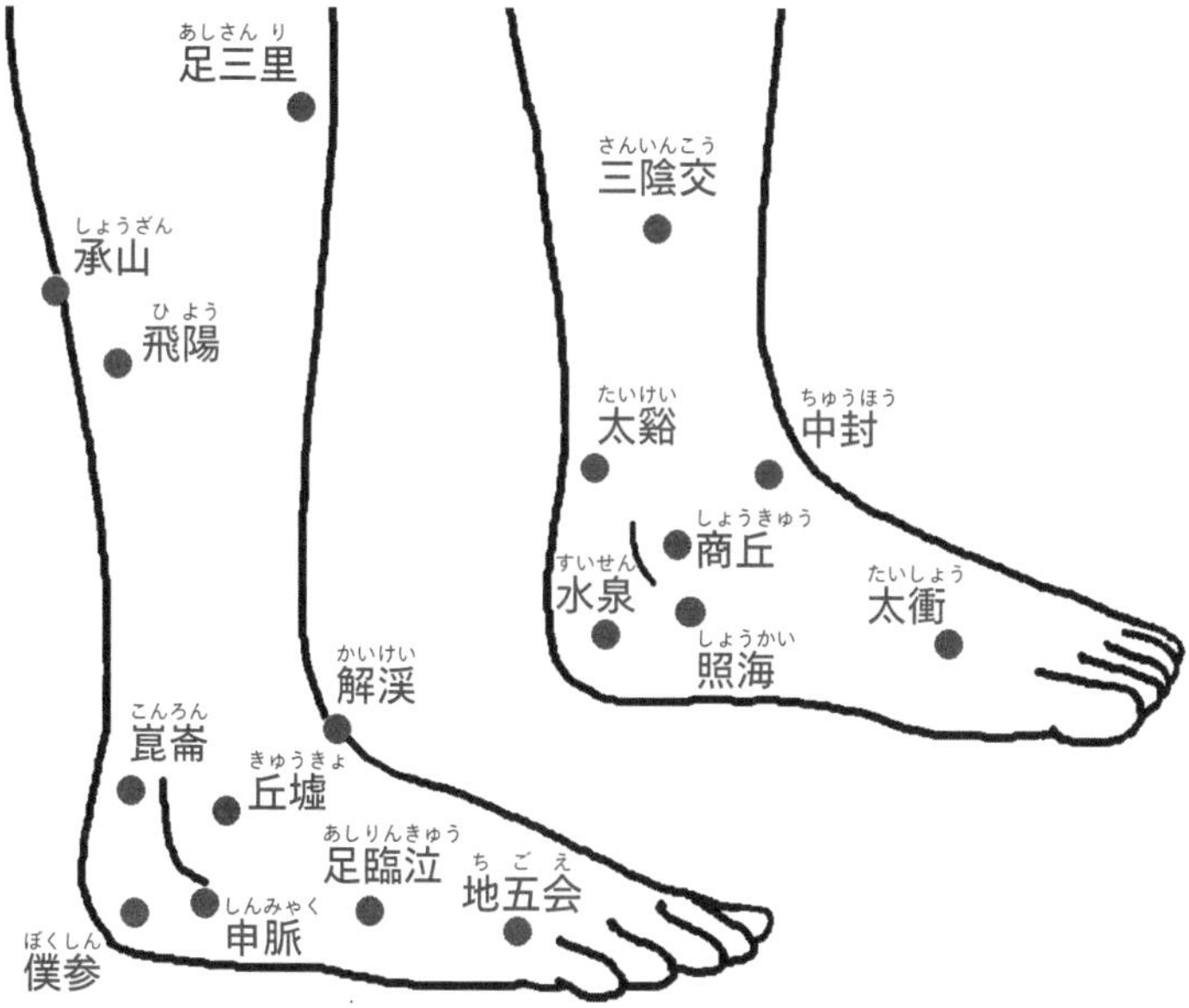
足三里《あしさんり》
承山《しょうざん》
飛陽《ひよう》
解渓《かいけい》
崑崙《こんろん》
丘墟《きゅうきょ》
足臨泣《あしりんきゅう》
地五会《ちごえ》
申脈《しんみゃく》
僕参《ぼくしん》
三陰交《さんいんこう》
太谿《たいけい》
中封《ちゅうほう》
商丘《しょうきゅう》
水泉《すいせん》
太衝《たいしょう》
照海《しょうかい》

そんな話をすると足ツボマッサージはインチキなのかと思われますが、決してそんなことはありません。

認定されているツボが1個というだけで、気持ちの良いポイントはたくさんありますからご安心ください。

足裏には1個しかありませんが、踝の周辺や足の甲には認定されているツボがたくさんあります。

よく「どこが肩こりに効くツボですか？」と聞かれますが、代表的なツボはいくつかあるものの、本当に効くツボは個人個人で違います。

足首や甲は自分でも押せる場所なので、手探りで触ってみて、気持ち良い箇所、効く箇所を見つけて押してみましょう。気持ち良い箇所、効く箇所を見つけたら、3〜5秒押します。くれぐれも強く押しすぎたり、ぐりぐりしないよう気をつけてください。

エクササイズとツボ押しで足首を安定させ、肩こりを改善しましょう。

「歩き方」を変えたら、肩こりが消える

姿勢が肩こりに影響していることは、もうおわかりいただけたかと思います。
姿勢には「**立ち姿勢**」と「**座り姿勢**」だけでなく、「**歩く姿勢**」もあります。
立ち姿勢、座り姿勢が悪ければ、当然ながら歩く姿勢にも影響を及ぼします。

身体を横から見たときの姿勢で、頭や肩が骨盤より前に出ていれば重力が首や肩にのしかかり、その状態で歩けば振動も加わって、首や肩への負担はさらに大きくなり、益々肩こりも悪化していきます。

立ち姿勢、座り姿勢はもちろんのこと、歩く前の姿勢も身体を横から見たときに、「**基本姿勢である耳、肩、腰骨、膝、踝が一直線になっている**」ことが望ましいのです。

歩く時は当然ながら目で前を見ているため、前に行こうとするあまり、どうしても

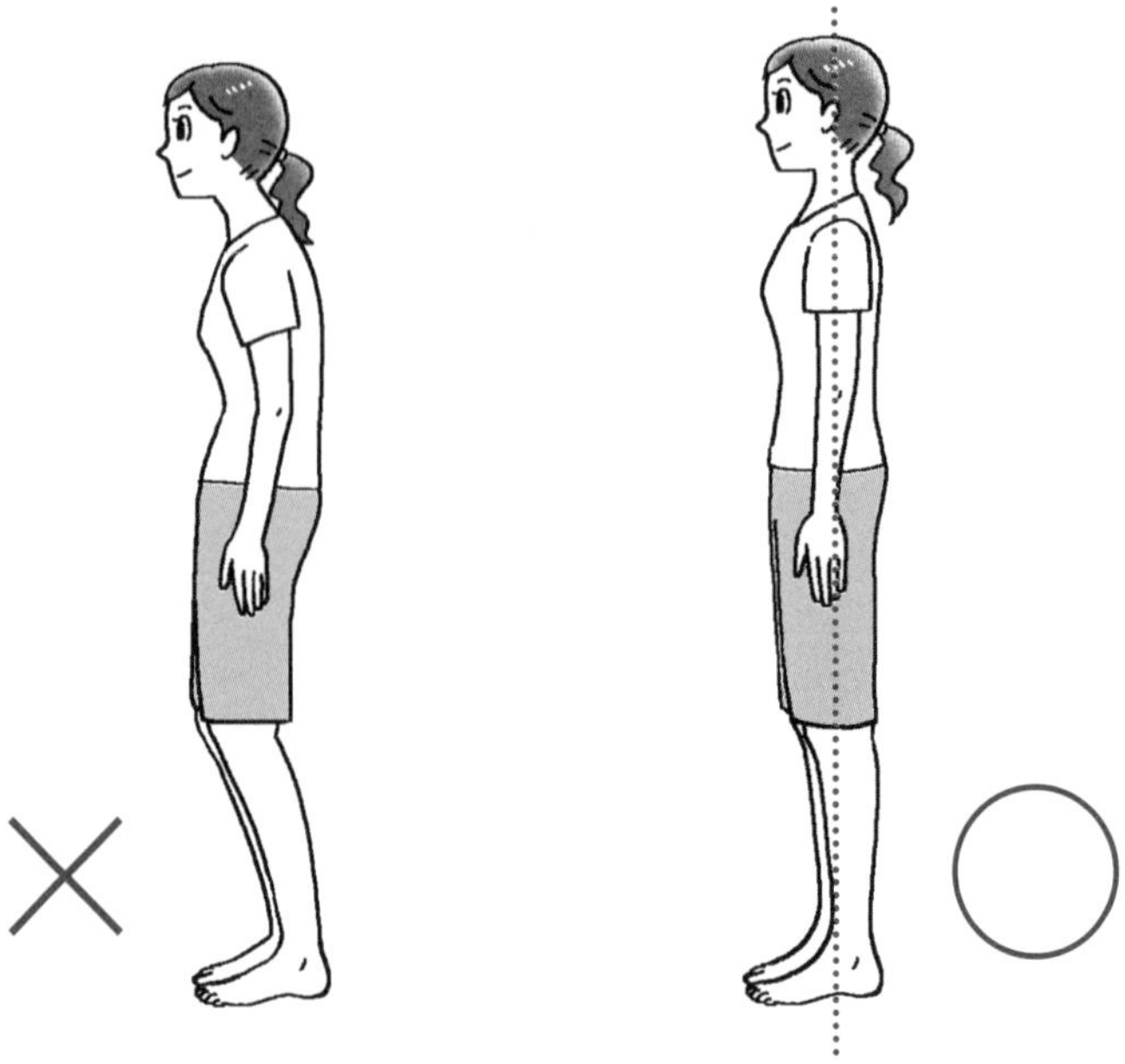

悪い立ち姿勢　　良い立ち姿勢

頭が先に出てしまい、前のめりになりがちです。

ですから、気持ちに余裕を持ち、**脚を先に出し、胸を張って、頭は残すくらいの意識を持つ**ことがちょうどいいのです。

どうしても頭が前に出てしまう場合は、肩甲骨当たりから後ろに引っ張られているイメージを持つといいでしょう。

お笑いコンビ、オードリーの春日さんが、漫才のはじめにゆっくり登場してくるシーンがありますが、スピードこそ遅いものの、あ

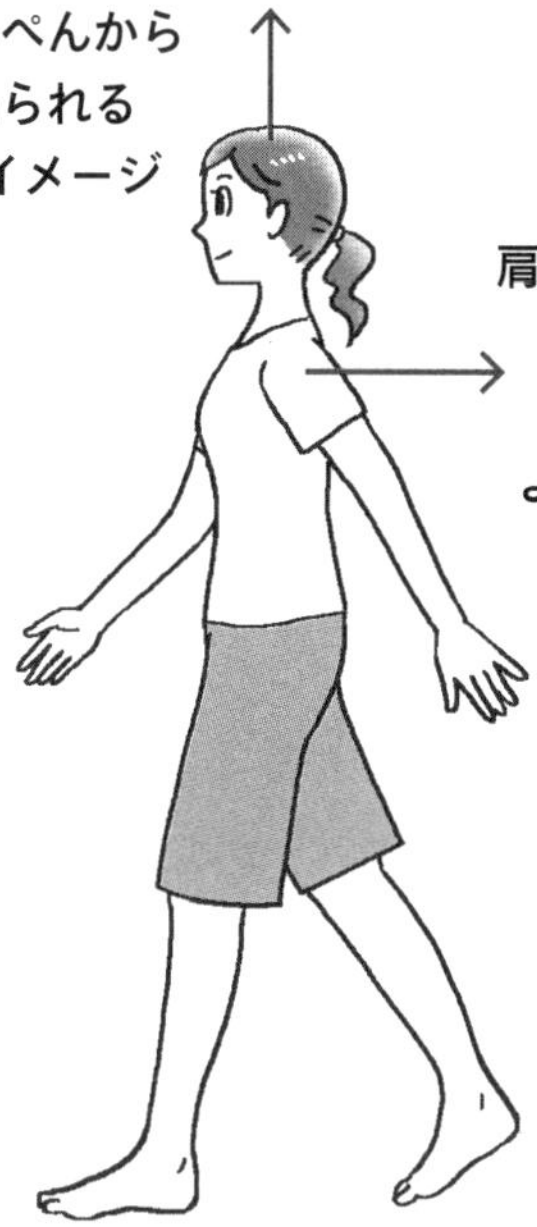
頭のてっぺんから
紐で吊られる
ようなイメージ
肩甲骨あたりから
紐で後ろに
引っ張られる
ようなイメージ

良い歩き方

の姿勢こそが歩く姿勢の理想です。わからない方は、ぜひYouTubeなどを観て参考にしてみてください。

「7つの肩こり改善エクササイズ」を継続していくと、姿勢も自然と良くなっていきますが、歩き方まで改善できれば肩こりも消えていきます。

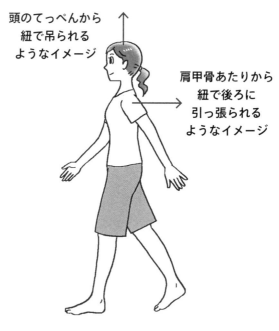

「坐禅」で、肩こりが消える

私たち人間は、日々いろんなことを考えています。
仕事のこと、子どものこと、親のこと、食事のこと、お金のこと、趣味のこと、病気のこと、などなど、数えたらキリがありません。

忙しければ忙しいほど、考えることも増えて、頭の中は混乱します。
パソコンの処理情報が増えるとフリーズするように、頭も情報が増えると身体に異常をきたします。

「7つの肩こり改善エクササイズ」は背骨をリセットすることで、脳のリフレッシュにも役立ちますが、もう一つ脳のリフレッシュにお勧めなのが、「**坐禅**」です。

坐禅は、姿勢や呼吸を意識することはもちろんですが、一番の目的は頭（脳）のリフレッシュなのです。

坐禅のやり方

①坐禅を組みます。
②背筋を伸ばします。
③視線は、3メートルほど先の1点に集中して半眼にします。
④深呼吸をしながら15分、何も考えず呼吸に意識を向けます。
※15分は長いので、はじめは1分からでかまいません。慣れてきたら徐々に時間を伸ばしましょう。

完全に目を閉じてしまうと、余計なことを考えたり、眠ってしまうため、半眼にするのがポイントです。

部屋はなるべく静かな場所を選びます。どうしても雑音が入ってくるなら耳栓をす

座禅は「半眼」で

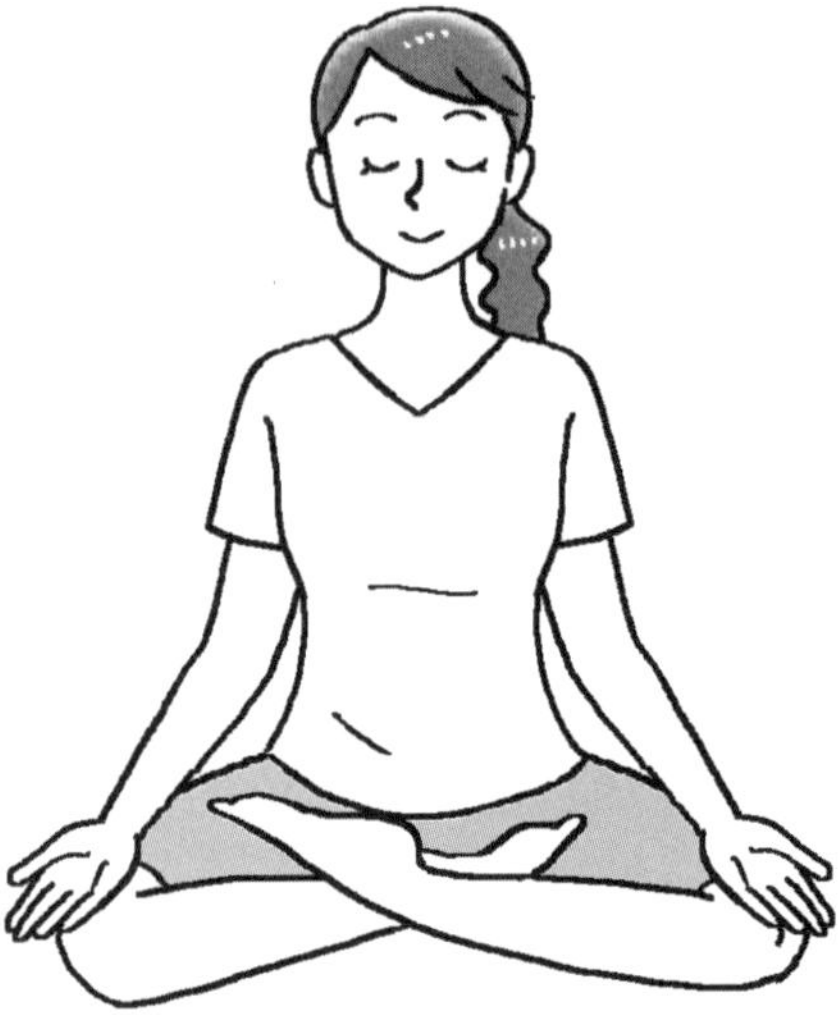

るか、川のせせらぎや波の音のCDやYouTubeを流すのもオススメです。

部屋は真っ暗、または薄暗い程度、3メートル先にろうそくを置き、炎を見つめると効果的です。

炎を見ることは癒し効果がありますので、焚き火やキャンプファイヤーもお勧めです。

坐禅により、姿勢を正し、深呼吸をしながら、頭のリフレッシュができれば、おのずと肩こりも消えていきます。

「肉体的な疲れ」を増やし、ぐっすり眠れば、肩こりが消える

「睡眠不足」も、肩こりの大きな要因の一つです。

睡眠不足と聞くと、何時間寝たかと時間を気にする人も多いのですが、大切なのは**何時間寝たかよりも、どれだけぐっすり眠れたか**です。

時間よりも、質が大きく関わります。

肩こりだけでなく、疲労回復のために睡眠は必要不可欠ではありますが、**疲れれば疲れるほど、睡眠の質は下がります。**疲れれば睡眠の質は下がり、睡眠の質が下がれば疲れが取れない、という負のスパイラルに陥ります。

質の良い眠りができないのは、「筋肉の緊張、交感神経優位、脳の活性化」などが考

えられます。

脳は起きているときはもちろん、寝ているときでさえ働いています。

「睡眠学習」という言葉を聞いたことがあると思いますが、これは「普段勉強していないのに、寝ながら勉強できる」ということではありません。

睡眠学習とは、「寝ているときに昼間に起きた出来事を整理し、脳に記憶させる」ことを言います。テーブルの上に散らばっているものをジャンル分けして、机の引き出しにしまっているイメージです。

引き出しにしまったものは記憶され、引き出しに入らないものは記憶に残りません。もちろん引き出しの数には限界があるので、古いもの、いらないものは排除されていきます。

大切なことを忘れていたり、どうでもいいことをいつまでも覚えていたりすることもありますが、脳は意外とバカなので、重要度の識別を間違えることは多々あります。そして、睡眠の質が悪いと睡眠学習は正常に行われません。

では、どうしたら質の良い眠りにつけるのでしょうか。

それは、**「疲れさせる」**ことです。

さっきは「疲れてるから、眠れない」って言ったのに、今度は「疲れさせる」とは意味がわかりませんよね。

じつは「疲れ」には2種類あります。一つは「頭や心の精神的な疲れ」、もう一つは**「肉体的な疲れ」**です。

考えることが多い人は頭が活発になり、心が満たされていない人は不安などで眠れなくなります。このような方は、肉体的疲労が少ない傾向にあります。ぐっすり眠れない方は、精神的疲労と肉体的疲労のバランスが悪いのです。

ところが、精神的疲労も肉体的疲労も脳は区別がつかず、同じ「疲れ」と感じています。

もし、**疲れを感じたとき、自分は「頭（脳）」「心」「身体」のどこが疲れているのか自己分析してみてください。**

そして、頭や心の割合が多く、肉体的疲労ではないと思ったら、積極的に運動やこの本で紹介している「7つの肩こり改善エクササイズ」を実践してみてください。

疲れているときに身体を動かす気になれないかもしれませんが、それでも動かしてみると意外と気持ちよく、スッキリするものです。

肉体的疲労を増やし、ぐっすり眠って肩こりを改善しましょう。

生活習慣を見直すために、行動を書き出そう

生活習慣は、常に見直す工夫が大切です。

肩こりになる原因はさまざまありますが、いつ、どこで、どんな行動が肩こりに直結しているか、意外とわかっていないものです。

そこで、「**1日や1週間の行動を思い出し、書き出す**」ことをお勧めします。

食事はいつ、どこで、誰と、何をどんな感情で食べたのか？
移動中、仕事中、休憩中の姿勢は？
運動やこの本の肩こり改善エクササイズは、どのくらいできているか？
便通は？　回数、量、快便、軟便など。
睡眠は？　睡眠時間、起床時間、就寝時間、質、寝起きのスッキリ感など。

その他、肩こりを感じるのはいつか、頭痛や眼精疲労などを伴う、呼吸が浅い、鼻がつまる、口内炎ができる、お腹が張る、小便が近い、物忘れをする、集中力に欠ける、顔や脚がむくむ、脚がつる、冷える、血圧が高いまたは低いなど、思いつくまま書き出してみましょう。

自分の身体を知り、気になることがあれば、エクササイズをする、生活改善をする、病院に行く、治療院に行くなど、早め早めに対処することが肩こり改善の近道となります。

コラム

肩こりが消えるツボ

本文中で鎖骨まわりやお腹まわり、腕、足首のツボをご紹介しましたが、肩こりに最も効果的なツボを改めて下にまとめました。

ツボは親指や中指など指の腹で気持ちいいレベルまで押し、３～５秒を数セット行います。強く押しすぎたり、長く押しすぎたりしないようお気をつけください。

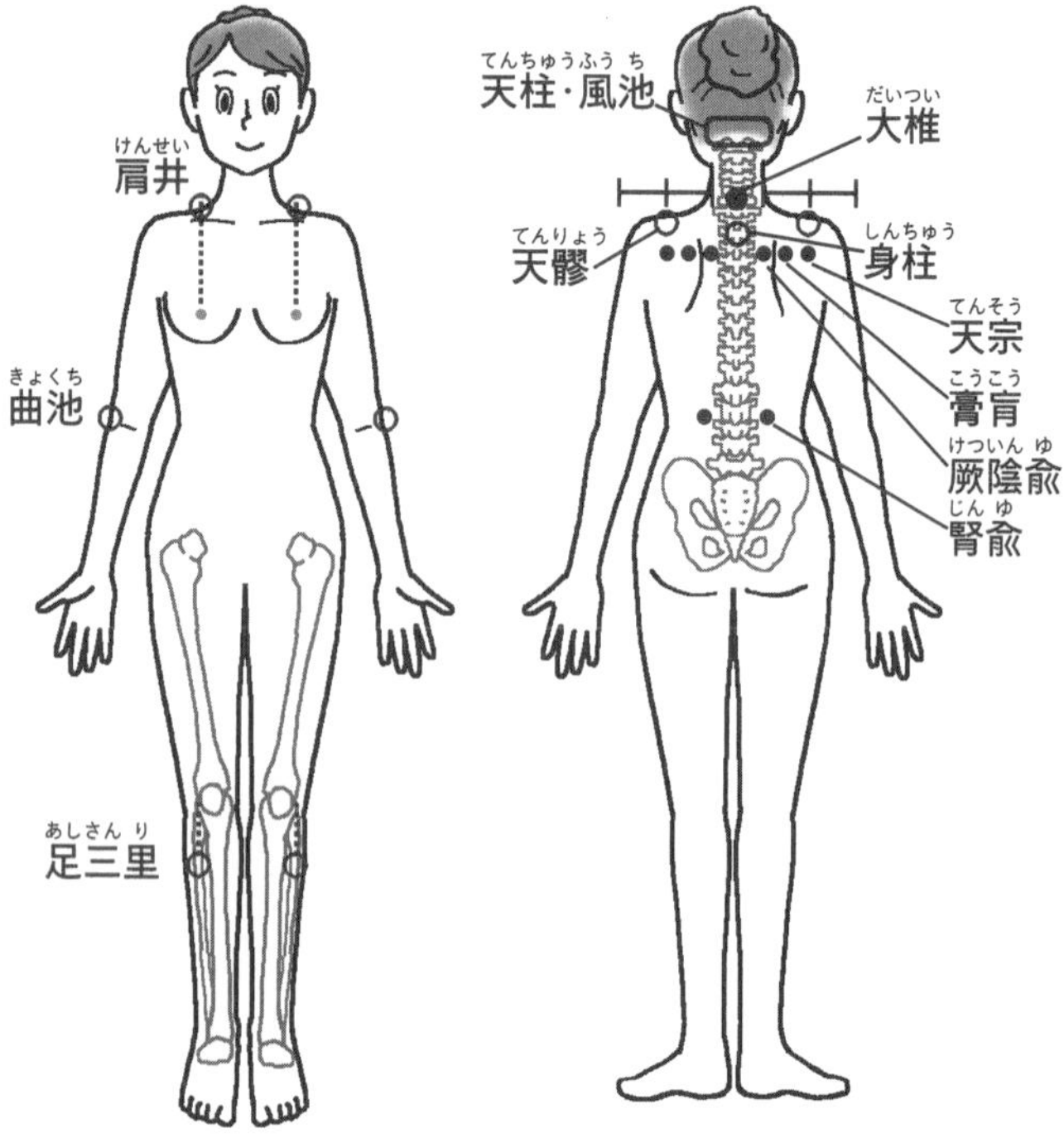

第5章

肩こりが消えると人生が好転する

肩こりが消えると「脳の機能」が活性化する

肩こりがあると血流や神経伝達が悪くなり、脳の機能も低下します。

私の治療院に肩こりでお越しの男性（萩原さん・仮名・50代）は、疲れていると頭の回転も鈍く、集中力も落ちるけれども、治療後は肩こりが楽になるだけでなく、「**頭の回転**」も良くなり、仕事がはかどると言います。

子どもも例外ではありません。

肩こりによる血流不足で脳が酸欠になれば、子どもの「**脳の発達**」にも影響を及ぼします。

特に受験を控えているお子さんは勉強することも大事ですが、肩こりを消すことも大切です。

高齢になれば、肩こりは「**認知症**」にも繋がります。

認知症を治す薬は、残念ながら今のところありません。進行を遅らせる薬はありますが、性格が攻撃的になるなどの副作用もあり、服用するべきか悩むご家族も少なくありません。

私は高齢者のお宅に往診もしていますが、認知症の方は首や肩が硬い傾向にあり、治療を続けることで、認知症の症状も落ち着いてきたという方もいらっしゃいます。

肩こりは**老若男女問わず**、「**集中力、記憶力、発想力**」**など脳に大きく影響する**ので、肩こりを起こさない、起きてもすぐ消す習慣を身につけるようにしましょう。

肩こりが消えると「運動能力」が高まる

肩こりがあれば、筋肉が硬直し、肩関節や肩甲骨の可動域も制限され、運動能力も低下します。

肩こりや腰痛など感じている痛みや疲れは、氷山の一角だとお話ししましたが、水面下の痛みや疲れはあることが当たり前となり、疲れがあることを感じさせません。そうした知らず知らずのうちに溜まった疲れは錘《おもり》となり、身体は負荷を抱えながら生活しています。

私の治療院に来る患者さんたちは皆、治療後「身体が軽くなった」と口にします。普段、疲れた状態でいるときは、それが当たり前となって気づきませんが、治療後にはじめて、今までどれだけ身体に重い疲労がのしかかっていたのかがわかります。

電動自転車のバッテリーが途中で切れたり、バッテリーをつけ忘れて走ったことはありませんか？　車はガソリンがなくなれば止まってしまいますが、電動自転車はバッテリーがなくてもペダルをこげば走ることができます。

しかし、とてつもなく重いですよね。普段、肩こりがある方たちは電動自転車のバッテリーが切れていることに気づかず、必死にペダルをこいでいる状態です。そんな状態では当然運動能力も低下します。

肩こりにより肩関節や肩甲骨まわりの筋肉が硬くなれば、当然関節の可動域が狭くなり運動機能も低下します。メジャーリーグで活躍する大谷翔平選手や競泳の金メダリスト萩野公介選手は、肘と肘が背中でつくくらい肩甲骨が柔らかいことで有名です。スポーツの特性により必ずしも筋肉が柔らかければ良い、関節の可動域が広ければ良い、というわけではありませんが、多くの場合は筋肉の硬さがパフォーマンスの邪魔をします。

スポーツ選手はあれだけ運動しているのだから、肩こりなどないだろうと思われるかもしれませんが、過剰なトレーニングによる筋肉の硬直や過度なプレッシャーにより、肩こりを感じている選手も少なくありません。

運動能力の向上、スポーツのパフォーマンスアップに肩こりを消すことは必要不可欠です。

肩こりが消えると「顔」がキレイになり、むくみが取れ、小顔になる

「笠原式エクササイズ」を実践すると、女性は特に、

「**キレイになった！**」

と言われることが多いようです。


それは、背骨、骨盤、肩甲骨が正しい位置に来るようになり、姿勢がキレイになるからです。

それだけでなく、血流が良くなり、顔色や肌ツヤも良くなります。そして、顔の血行が良くなれば、**小じわが改善**され、**くまやむくみも軽減**し、**化粧ノリも良く**なります。

鍼灸は身体を治すための治療を目的としますが、最近では「美容鍼」と言って顔に鍼をすることで肌ツヤが良くなる、シワが減る、ほうれい線が薄くなる、むくみが取れる、小顔になるなど、美容目的で利用する方も増えています。

美容鍼も元々は治療でした。眼精疲労、鼻炎、顎関節症、顔面麻痺、三叉神経痛などの患者さんの顔に鍼治療をしていたところ、美容効果もあることに気づき、そこから美容目的としての美容鍼が生まれました。

最初から美容目的で鍼灸に来る方もいらっしゃいますが、肩こりの治療でお越しの方も治療後に鏡を見ると「顔がキレイになった！」と喜ぶ方も少なくありません。もちろん肩こりの治療をしただけで、顔には一切触れていません。それだけ**肩こりが顔に悪影響を及ぼしている**証拠です。

肩こりを消すだけで顔色も良くなり、肌ツヤが良くなる、シワが減る、ほうれい線が薄くなる、むくみが取れる、小顔になるなどの効果も期待できます。

「真の健康診断」で、肩こりを未然に防ぐ

多くの方が健康診断を受けていることと思います。健康診断を受けて何かの病気を発見したり、数値に異常がないかの確認をしたりすることは大切です。

しかし、特に主だった病気もなく、数値に異常がないというだけで、本当に健康だと言い切れるのでしょうか。

特に主だった病気もなく、数値が正常だったとしても、肩こりや腰痛を感じている人はたくさんいますし、再三お話ししているように、感じていなくても、水面下に潜んでいる場合も多々あります。

ですから、世間一般的に言われている健康診断は、健康かどうかではなく、病気があるかないかの「病気診断」ではないかと私は思うのです。

鍼灸などの治療はどこかが痛いとき、病気やケガをしたときに受けるものだと思わ

れがちです。痛くもないのに受ける意味があるのかと思われますが、何度もお話ししているように、感じている痛みや疲れは氷山の一角です。

痛みや症状がなくとも治療をすれば、感じていなかった疲れが出てきます。この**目に見えていない痛みの元や疲れを見つけることこそ、「真の健康診断」**ではないでしょうか。

多くの方は、何かあったときのために保険に入っていると思います。絶対何かが起こらないという保証はないので、保険に入ることは必要ですが、できることなら何かが起こらないよう、真の健康診断を受け、肩こりをはじめ、病気やケガを未然に防ぐことが大切です。

痛みを消すための治療はただの消費ですが、真の健康診断は痛みを未然に防ぐだけでなく、脳の発達、運動能力の向上、美容効果も期待できるため、自分に対する「最高の投資」となるのです。

肩こりが消えたら、身体全身が健康になる！

「7つの肩こり改善エクササイズ」により、本当に1分で肩こりが消える人もいれば、消えるまで何か月もかかる人もいます。これは、元々の疲れの蓄積量の違いによるものです。**疲れの山の大きさが大きければ大きいほど、時間はかかります。**高尾山なら数時間で帰ってこれます。富士山なら丸二日はかかります。エベレストならどれくらいかかるでしょうか。消えるまでの時間には個人差がありますが、継続すれば必ず消すことができます。

肩こりが原因で腰痛を起こしている場合、肩こりが消えると同時に腰も楽になりますが、肩こりを主訴としている場合、肩こりが消えると、今度は他の場所に痛みが出る場合があります。

あなたの疲れの蓄積はどの山？

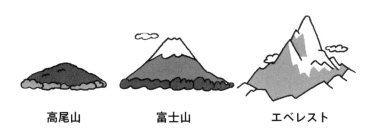

これは肩こりが消えて、他が悪くなったというわけではありません。

他の痛みも元々水面下にあったのが、肩こりが消えたことで、水面上に出てきたに過ぎません。脳が一番悪いところだけを感じさせ、一番が消えたことで、二番を感じさせるのです。

そんなことを言ったら、次から次に何かしらの痛みが出てくるではないかと思われるかもしれませんが、それを繰り返すことで、身体はどんどん良くなっていきます。

つまり、**肩こりを消すことはゴールではなく、身体全身を健康にし、元気で長生きするためのスタートでもあります。**

「7つの肩こり改善エクササイズ」を毎日実践して、健康長寿を手に入れましょう。

コラム

肩こりが消えるアイテム

肩こりを消すためのアイテムをご紹介します。

一つは、**襷（たすき）**です。

姿勢を正そうと思っても四六時中意識することは難しく、背中が丸まってしまう方にお勧めなのが、襷です。
襷掛けをすることで、肩甲骨と肩甲骨が寄り、胸を張ることができます。

もう一つが、**着圧ソックス**です。

ふくらはぎは第二の心臓だとお話ししましたが、デスクワークや長距離移動中は、ふくらはぎを意識的に動かすことは困難です。
そんな時にオススメなのが着圧ソックスです。着圧ソックスは、ふくらはぎをサポートしてくれます。
私自身も仕事中は常に着圧ソックスをはいています。はいているときとはいていないときでは、仕事後の肩こりや疲れ方の差が歴然だからです。
メーカーにより効能も異なりますので、自分のお気に入りをぜひ見つけてください。

おわりに――全身に影響する首と肩まわりを大事にする

私は、常々、
「治療より予防」
と、患者さんたちにお話ししています。

車は日ごろから洗車をし、オイル交換、タイヤのローテーション、エンジンルームの点検などを定期的に行っていれば故障も少なく、快適に走ることができ、長持ちします。

もし、長持ちさせたいからといって乗らずにいたらどうなるでしょうか？　車体はホコリを被り、バッテリーが上がり、タイヤは劣化してしまい、長持ちどころか寿命は確実に縮まります。

家も同様で、人が住んでいる家より、住んでいない家のほうが老朽化しやすくなります。

これは人間にもまったく同じことが言えますが、車や家ではわかっていても、自分の身体のことになるとわからないものです。

車や家ならわかるのに、なぜ、自分の身体のことになるとわからないのでしょうか。

それは、

「人間には、自然治癒力や自己免疫力が備わっているから」

です。

はじめのうちは、多少無理をしても自分自身の力で元に戻すことができます。自分で元に戻す力があるゆえに、メンテナンスの必要性を感じないのです。

しかし、それが続くとだんだんと戻す力が低下し、徐々に疲れとして溜まっていき、やがて痛みや症状として現れてきます。

病気やケガは、病院に行けば薬や手術で治るかもしれません。しかし、それはあくまで対症療法に過ぎません。

本当に必要なのは、病気やケガの元になった身体の疲れを取り除き、自然治癒力や自己免疫力を取り戻すことです。

新型コロナウイルスも例外ではありません。手洗いやうがい、消毒やマスクだけでなく、ウイルスにかからない身体づくり、かかっても対抗できる身体づくりを日頃から心がけ、良質な食事、良質な睡眠、良質な運動、良質な予防治療で自然治癒力と自己免疫力を身につけることが感染予防の第一歩となります。

まったく疲れていない人など存在しません。もしいるとすれば、それは気づいていないだけです。

肩こりをはじめとするさまざまな症状は、身体に疲れが溜まっているサインです。

そのサインを見て見ぬふりをせず、早め早めに対処することが重症化させない秘訣です。またそのサインがなかったとしても、確実に疲れポイントは溜まっていきますので、早いうちにポイントを消化することをお勧めします。

このことは治療に来ている方には伝えていますが、まだまだ足りません。もっと多くの方に伝え、健康で幸せな人を増やしたいと願っています。

健康で幸せな人生を送るためには、まず、全身に影響する首と肩まわりを大切にすることです。

この本がたくさんの方の手に渡り、読んだ方の肩こり、その他痛みや不調が消え、健康で幸せな日常を送るお手伝いができたら幸いです。

２０２０年9月吉日

鍼林浴　笠原《かさはら》 章弘《ふみひろ》

笠原章弘（かさはら・ふみひろ）

鍼灸整体サロン　鍼林浴（シンリンヨク）代表　鍼灸師　整体師
治療の世界に入り20年以上、のべ20万人以上の治療を行う

1975年5月28日生まれ 東京都出身、品川区鍼灸師会 副会長、品川区鍼灸師会 公認スポーツトレーナー、ダイエットアドバイザー、アンチエイジングアドバイザー。

物心が付く前から祖父や親戚のマッサージをし、子供ながらどこが気持ち良いかのポイントがわかり、小学校の頃は担任の先生、中高生の頃は先輩から好評でたびたびお願いをされていた。

高校の時にケガをし、整形外科で治療するも治らず、鍼灸治療により治り、鍼灸の可能性を知る。高校卒業後、スポーツトレーナーを目指す。

Jリーグ発足時のスポーツトレーナーの経歴を調べると皆、鍼灸師の資格を持っていたこと、子供の頃よりマッサージを得意としていたこと、鍼灸で自分が救われたことから鍼灸師の道へ。

いざ鍼灸をはじめとする治療の世界に入ると、身体の悩みはスポーツ選手だけに限ったことではないことに気付き、それからはスポーツ選手に限らず、様々な方に身体の悩みを解決するべく、技術と知識を高め経験を積み、独立開業。身体の悩みを持つ方は多いが、西洋医学に頼る傾向にある。病院に行っても治らなかったり、原因がわからなかったりする方を鍼灸と整体で数多く救っている。

著書に『「思考グセ」を変えるだけで、体の痛みは9割消える！』（さくら舎）がある。

鍼林浴ホームページ

https://sinrinyoku.jp/

（下の QR コードからもアクセスできます）

鍼林浴チャンネル

https://www.youtube.com/channel/UC-Xv38FHk83y0PNRwAwei-A

今後、こちらのチャンネルで

「笠原式７つの肩こり改善エクササイズ」を

動画で解説していきます。

（下の QR コードからもアクセスできます）

笠原章弘 Facebook アカウント

https://www.facebook.com/fumihiro.kasahara/

本書の内容についてのお問い合わせ先

TEL 03-3716-1149（鍼林浴）

sinrinyoku.info@gmail.com

公式 LINE「鍼林浴」

にご登録いただければ、

ご質問などにもお答えします。

こちらの QR コードからアクセスしてください！

https://line.me/R/ti/p/%40kbg4672o

Special Thanks to:

企画・編集協力　遠藤 励起

本文イラスト　福場さおり
株式会社 i and d company

カバーイラスト　さわたり しげお

ゴッドハンドが教える究極のセルフケア

肩《かた》こりは1分《いっぷん》で消《き》える！

二〇二〇年（令和二年）十二月十日　初版第一刷発行

著　者　笠原 章弘
発行者　伊藤 滋
発行所　株式会社自由国民社
東京都豊島区高田三―一〇―一一　〒一七一―〇〇三三
電話〇三―六二三三―〇七八一（代表）

造　本　JK
印刷所　株式会社光邦
製本所　新風製本株式会社